儿科杏林传薪

周峰然 谭辉
梁佐利 高树迎
主编

山东科学技术出版社
·济南·

图书在版编目（CIP）数据

儿科杏林传薪 / 周峰然等主编. -- 济南 : 山东科学技术出版社, 2025. 4. -- ISBN 978-7-5723-2582-3

Ⅰ. R272

中国国家版本馆 CIP 数据核字第 2025UL1609 号

儿科杏林传薪

ERKE XINGLIN CHUANXIN

责任编辑：李志文

装帧设计：孙　佳

主管单位：山东出版传媒股份有限公司

出 版 者：山东科学技术出版社

地址：济南市市中区舜耕路 517 号

邮编：250003　电话：（0531）82098088

网址：www.lkj.com.cn

电子邮件：sdkj@sdcbcm.com

发 行 者：山东科学技术出版社

地址：济南市市中区舜耕路 517 号

邮编：250003　电话：（0531）82098067

印 刷 者：山东道克图文快印有限公司

地址：济南市历下区泺文路 50 号

邮编：250014　电话：（0531）86160145

规格：16 开（170 mm × 240 mm）

印张：8.75　　**字数：**123 千

版次：2025 年 4 月第 1 版　　**印次：**2025 年 4 月第 1 次印刷

定价：68.00 元

编委会

主　编

周峰然　谭　辉　梁佐利　高树迎

编　委（以姓氏笔画排序）

田象菊　史曼曼　刘子美　刘晓艳
李俊良　周峰然　候　芳　高树迎
唐传锋　梁佐利　谭　辉

沂蒙儿科名医——高树迎

一、名医简介

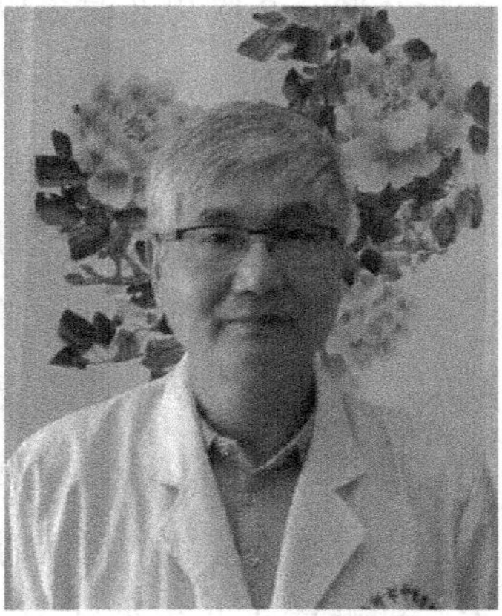

高树迎（1955—），男，山东省临沭县人，硕士研究生，山东中医药大学硕士生导师，主任中医师，山东省名中医药专家，全国优秀中医临床人才，国家级中医传承指导老师，山东中医药学会儿科专业委员会副主任委员，省级重点专科学术带头人。曾获得临沂市振兴沂蒙劳动奖章、临沂市职业道德“十佳”标兵、山东省首届齐鲁杰出医师提名奖等荣誉。现任临沂市老年科技协会常务理事。从事中医临床工作40余年，早年从事中医儿科临床工作，主攻儿科呼吸系统疾病，如慢性支气管炎、外感高热、支气管哮喘、慢性鼻窦炎、扁桃体炎、肺炎等，后来主要从事中医疑难杂症的临床研究。

二、遣方用药的原则

（一）外感表证，散之宜速

小儿外感疾病变化多端，瞬间即有寒热虚实之变，为防止外邪内传变生他病，故治疗力求速效，不宜缓图。

（二）内伤疾病，求之以缓

对于久咳久喘患儿，多伴有肺、脾、肾的虚损，过于宣肺止咳则伤正，过于壅补则易化火，故宜把握阴阳平衡，用缓补固本，兼以宣肺止咳，以图标本同治。

（三）谨守病机，表里兼顾

小儿为“纯阳”之体，具有“肝常有余”的特点，易于表邪入里化热，引动肝风，表现为抽搐的特点，故治疗小儿外感发热，除解表散热外，常配伍钩藤、石决明清肝、镇惊，以表里兼顾，防生他变。

（四）久咳久喘，温化为先

慢性支气管炎和支气管哮喘虽为两个疾病，但两者病机相似，均为肺、脾、肾不足，痰浊内伏，为外邪触动而诱发，痰为阴邪，非温化不解，故在治疗久咳、久喘患儿时多以小青龙汤加减治疗，方中细辛、干姜、半夏、桂枝为必用之品，意在温化痰饮。对于细辛的用量，高主任认为，2 周岁以上小儿可用至 6 g。

（五）治病求本，固护脾胃

脾为后天之本，小儿有“脾常不足”的特点，因此在治疗小儿各类疾病时，保护脾胃是一条重要的用药原则。他在治疗外感热病时，往往重用柴胡、荆芥之类以散邪，而黄芩、黄连、黄柏等过于苦寒之品较少应用。在治疗表现为脾虚症状的患儿时，高主任推崇我国著名儿科专家江育仁老师的观点，即顺应小儿生理特点，以运脾为主，而非单纯地壅补，在用药上，苍术、枳壳、鸡内金为常用之品，以助脾运化，脾升胃降，则脾虚自消。

（六）注重口感，便于服用

为便于小儿服用，高主任很少应用过于苦寒及伴有异味的药物，所开中药方，以便于服用为重要的原则之一。

前言

中医，作为中华民族的瑰宝，源远流长且博大精深，它承载着中华民族几千年的智慧结晶，是先辈们留给我们的宝贵财富。在历史的长河中，中医为中华民族的繁衍昌盛做出了不可磨灭的贡献。

高树迎，作为中医领域的杰出代表，从事中医临床工作已四十余载。他早年专注于中医儿科临床治疗，在治疗小儿慢性支气管炎、外感高热、支气管哮喘、慢性鼻窦炎、扁桃体炎、小儿肺炎等疾病方面颇有建树。他推崇仲景外感理论及东垣脾胃学说，博采众长，依据小儿生理、病理特点遣方用药，疗效显著。随着对医学探索的深入，他将研究方向拓展至中医疑难杂症，根据现代生活环境变化，提出肝旺、痰、湿等发病因素的重要理论，并应用于临床实践，取得了良好效果。

在长期的临床实践中，他始终坚持辨证施治，强调“治病求本”。他认为，人体是一个有机的整体，疾病的发生、发展是多种因素相互作用的结果。因此，在治疗疾病时，他注重调整人体的阴阳平衡，从整体出发，综合考虑病因、病机、病位等因素，制订个性化的治疗方案。

为传承高树迎的学术思想与临床经验，我们精心编撰了此书。书中详细地阐述了他对多种疾病的独到见解与治疗方法，涵盖儿科疾病的多个领域。其中，既有对经典方剂的灵活运用，如白虎汤加味治疗小儿病毒性脑炎、小青龙汤治疗多种儿科疾病等；也有自拟方剂的临床应用，如苍芷汤治疗小儿慢性鼻窦炎、咳喘灵冲剂治疗小儿慢性支气管炎等。这些方剂体现了高树迎对中医理论的深刻理解和丰富的临床经验，具有较高的学术价值和临床指导意义。

本书还收录了高树迎在中西医结合治疗方面的临床研究成果。他认为中西医结合是现代医学发展的必然趋势，通过二者优势互补，能提高临床疗效，为患者提供更好的医疗服务。如在儿童支气管哮喘、病毒性心肌炎、病毒性脑炎、手足口病等疾病的治疗中采用中西医结合的方式，均取得了显著的效果。在高树迎的学术思想中，对肝、痰、湿等病理因素的重视独具特色。他认为，随着现代社会生活方式的改变，这些因素在疾病发生发展中的作用日益凸显。因此，在治疗疾病时，应注重调理肝脏气机、化痰祛湿，以达到扶正祛邪的目的。

我们真诚地希望本书能够助力中医药优秀人才的培养，推动中医药事业的蓬勃发展。在此，衷心感谢党和国家的培养、教育！衷心感谢各级领导、同事以及出版社编辑的大力支持与帮助！由于我们的学识和水平有限，加之时间仓促，书中难免存在不足之处，恳请广大读者不吝赐教，以便我们不断改进和完善。

特别说明：本书所涉及的药物用法、用量仅供参考，在实际临床中，请医师根据患者情况合理调整。

编　者

2025 年 2 月

目录

第一章
法治百病

中医学认为，疾病的发生、发展和变化与机体的体质强弱和致病邪气的性质密切相关。病邪作用于人体，人体正气奋起而抗邪，引发正邪相争。斗争的结果可能为邪气对人体的损害居于主导地位，破坏了人体阴阳的相对平衡，或使脏腑气机升降失常，或使气血功能紊乱，并进而影响了全身脏腑组织器官的生理活动，从而产生了一系列的病理变化。

病机学说是阐明疾病发生、发展和变化规律的学说，旨在揭示疾病的本质，是对疾病进行正确诊断和有效防治的理论基础。病机学说的内容包括疾病发生的机理、病变的机理、病程演变的机理三个部分。

疾病的发展传变也有不以次相传的特殊情况，如溺水猝死这种不可预测的意外情况，不能机械地按照以次相传的模式制定诊疗计划。中医学在疾病的发展和转变上，既看到了五脏相通、移皆有次的一般规律，又指出了疾病或其传化有不以次的特殊情况，把矛盾的普遍性和特殊性统一起来，体现了丰富的辩证法思想。

第一节
小儿肺脾虚咳证舌象及舌苔细胞学的初步观察

◎ 高树迎

舌诊是中医诊查疾病及临床辨证不可缺少的重要依据，特别对儿科疾病的诊断尤为重要。《临证验舌法》云："幼稚之病，往往闻之无息，问之无声，而唯有舌可验。”在目前舌诊研究中，有关不同舌苔与舌细胞的关系及不同疾病与舌细胞的关系均有报道[1-2]，但从儿科临床角度研究中医“证”与舌苔细胞的关系尚不多见。为此，本文对60例肺脾虚咳证患儿进行了治疗前后的舌象及舌苔细胞学观察，并以正常儿作对照，现总结如下。

一、临床资料

（一）研究对象

60例肺脾虚咳证患儿均来自某医院儿科门诊及住院病房，其中男性32例，女性28例，年龄范围为2~6岁，平均4.3岁。以1986年全国中西医结合会议所订《中医虚证辨证参考标准》为诊断标准[3]。

1. 肺虚

久咳痰白，气短喘促，易患感冒。具备其中两条即可诊断。

2. 脾虚

大便溏泻，食后腹胀、喜按，面色萎黄，食欲减退，肌瘦无力。具备其中三条即可诊断。

若同时具备肺虚、脾虚的诊断标准，即为肺脾虚咳证。

（二）正常对照

以80名本院托育机构经体检无异常的健康儿童作为对照，其中男性43名，女性37名，年龄范围2~6岁，平均4.2岁，舌质均正常、薄白苔。

（三）观察方法

每个患儿在治疗前后先观察舌象，然后刮取舌苔做涂片检查，经巴氏染色后，在显微镜下计数舌上皮细胞中角化前细胞、角化细胞和超角化细胞的百分数。

（四）治疗方法

60例患儿均给予自制的健肺散治疗，本方主要有黄芪、白术、五味子、桔梗等。上药研粉，蜜调服，3岁以上每次6 g，3岁以下每次4.5 g，每天2次，连服2个月。若兼有表证，应先解表，然后再服健肺散进行治疗。

二、结果

（一）肺脾虚咳证患儿舌象

肺脾虚咳证患儿舌象观察结果见表 1.1.1。

表 1.1.1 60 例肺脾虚咳证患儿舌象观案结果

指标	舌体				舌质			舌苔			
	正常	胖	瘦	裂纹	淡红	淡白	红	薄白	薄黄	白厚	黄厚
例数	55	1	3	1	11	40	9	37	10	10	3
比例	91.66%	1.67%	5.00%	1.67%	18.33%	66.67%	15.00%	61.66%	16.67%	16.67%	5.00%

（二）肺脾虚咳证患儿治疗前与正常儿舌苔细胞比较

肺脾虚咳证患儿与正常儿舌苔细胞比较见表 1.1.2，两组各舌苔细胞分类比较差异均有统计学意义（均 $P<0.05$）。

表 1.1.2 肺脾虚咳证患儿与正常儿舌苔细胞观察比较结果（$\bar{x}\pm s$，%）

组别	例数	角化前细胞	角化细胞	超角化细胞
肺脾虚咳患儿	60	23.7±12.9	50.3±12.1	26.3±10.2
正常儿	80	50.7±13.6	39.7±14.7	10.2±4.1

（三）肺脾虚咳证患儿与正常儿薄白苔舌细胞比较

肺脾虚咳证患儿与正常儿薄白苔舌细胞比较见表 1.1.3，两组各薄白苔舌细胞分类比较差异均有统计学意义（均 $P<0.05$）。

表 1.1.3 肺脾虚咳证患儿与正常儿薄白苔舌细胞观察比较结果（$\bar{x}\pm s$，%）

组别	例数	角化前细胞	角化细胞	超角化细胞
肺脾虚咳患儿	37	30.1±11.2	51.1±11.3	19.2±6.3
正常儿	80	50.7±13.6	39.7±14.7	10.2±4.1

（四）肺脾虚咳证患儿治疗前、后舌苔细胞的变化

肺脾虚咳证患儿治疗前、后舌苔细胞的变化比较见表 1.1.4，两组各舌苔细胞分类比较差异均有统计学意义（均 $P < 0.05$）。

表 1.1.4　60 例肺脾虚咳证患儿治疗前、后舌苔细胞的变化比较结果（$\bar{x} \pm s$）

组别	角化前细胞	角化细胞	超角化细胞
治疗前	23.7% ± 12.9%	50.3% ± 12.1%	26.3% ± 10.2%
治疗后	40.1% ± 12.1%	45.1% ± 14.2%	15.1% ± 6.2%

三、讨论

肺脾虚咳证乃肺脾两脏之虚损，肺脾与舌在经络上均有直接或间接的联系。《灵枢 · 经脉》云："足太阴之脉，连舌本，散舌下。"又云："足少阴之脉……入肺中，循喉咙，挟舌本。"因此在病理上，肺脾两脏之虚损可从舌象上反应出来。本证为虚证，故基本舌象表现为淡白舌、薄白苔，但也可见到淡红舌、红舌，舌苔可见到白厚、黄厚，这可能由于脾脏亏虚、失其健运而存在不同程度的食滞，故表现为白厚苔，如食滞化热。舌质可由淡白转为淡红或红，舌苔也可见黄厚。肺气不足，肺卫失固，加之小儿"形气不足"，易受外邪所侵，可表现为薄白或薄黄苔。

镜下观察，肺脾虚咳证患儿舌苔角化细胞、超角化细胞高于正常儿，角化前细胞低于正常儿，这说明患儿舌上皮细胞的再生与清除失去平衡，再生减慢，衰老上皮细胞的清除受到不同程度的障碍。有研究表明，舌上皮细胞正常每三天更新一次[4]。舌上皮细胞的代谢与全身及局部血液循环有关，肺脾不足将影响气血的化生，临床上本证也多有不同程度的贫血，使舌微循环充盈不良，从而影响舌上皮细胞的再生。另外，肺脾虚咳证多由反复呼吸道感染引起，外邪干扰了体内阴阳平衡，也影响了舌上皮细胞的再生与自洁作用，致使患儿舌苔细胞的成分与正常儿有显著差别。

近年来，不同舌苔与舌细胞的关系有许多报道，但对相同舌苔的患儿

及正常儿细胞学研究尚未见报道，为此，我们对80例正常儿薄白苔及37例肺脾虚咳证患儿薄白苔作了舌苔细胞的观察比较。结果表明，患儿组角化前细胞低于正常儿，角化、超角化细胞高于正常儿，这说明舌苔细胞的改变对脏腑疾患的敏感性较高，在肉眼尚未觉察之前，镜下细胞学却有了明显的改变，这说明虽舌苔相同，但脏腑功能有异，其舌细胞改变也不相同。至于不同脏腑疾患相同舌苔的舌细胞的变化，还有待进一步探讨。

健肺散具有健肺、补脾、扶正之功，经治疗后，在体内阴阳恢复平衡的同时，其舌上皮细胞的再生与自洁作用也得到了调整，与治疗前相比，其角化前细胞增加，角化、超角化细胞减少，接近正常儿。这可能经治疗后，肺脾功能恢复，气血充盛，全身和局部血液循环得到改善，从而使舌上皮细胞的再生与自洁作用达到了新的平衡，故使舌细胞变化趋向正常儿。

参考文献

[1] 秦吉华，孙芝莲，陈冬芳，等.不同舌象病人唾液生化及舌苔细胞学研究［J］.山东中医学院学报，1983，7(4)：66-71.

[2] 邹治文，刘韵远，谢锦玉.小儿常见病舌苔细胞学的初步观察［J］.中国中西医结合杂志，1983，3(2)：100-101，130.

[3] 沈自尹，王文健.中医虚证辨证参考标准［J］.中西医结合杂志，1986(10)：598.

[4] 张家庆.国外舌诊研究的进展［J］.中医杂志，1980(2)：76.

第二节
解毒排脓益气通窍法治疗慢性鼻旁窦炎机理探讨

◎ 侯芳　李云亮　高树迎

慢性鼻窦炎是临床常见病，主要表现为易反复呼吸道感染、鼻塞、流浊脓涕、头痛、头晕，合并急性感染时有渗出，积脓，严重影响工作及学习效率。该病易反复发作，治疗起来比较棘手。根据长期临床探索，在宣肺通窍法的基础上吸收了治疗脓疡病的排脓法，根据该病反复发作的特点，益气贯穿于治疗的始终，获得了比较满意的效果。作者收集了近年来材料较完整的 30 例患者，根据临床观察，治疗时间应达到 2 ~ 3 个月方可治愈，有效率 100%。由此看出，活跃逻辑思维，从另一角度考虑问题，由此创出新的方法，这也是中医发展的一个重要内容，现报道如下。

一、临床资料

55 例均为某医院门诊及住院患者，随机分为治疗组和对照组。治疗组 30 例，其中男性 20 例、女性 10 例；年龄 6 ~ 45 岁，其中 6 ~ 10 岁 15 例，11 ~ 15 岁 6 例，16 ~ 30 岁 5 例，31 ~ 45 岁 4 例。30 例患者均有头痛，以前额为主，少数患者有枕部、两颞部疼痛，20 例在额窦及上颌窦相应部位有压痛。脓涕：30 例患者在合并急性感染时均有脓涕，其中 20 例在无急性感染时平素就有流浊涕、脓涕。鼻塞：30 例中有 25 例自述有鼻塞症状，全部病例在合并急性感染时均有鼻塞。每年发作次数：5 例长年流浊涕，自觉头痛，鼻塞；10 例每年发作在 10 次以上，15 例每年发作 5 ~ 10 次。常伴有头晕、鼻臭，反应灵敏度降低，有患者鼻塞以致夜间失眠，学龄期均自述影响学习成绩，有 10 例平时性格温顺，发病以来常有烦躁、易怒。设西医对照组共 25 例，男性 15 例，女性 10 例。对照组的临床表现和体征与治疗组无显著的统计学差异（$P > 0.05$）。

二、诊断标准

同时满足病史、症状、辅助检查或同时满足病史、体征、辅助检查即可诊断。病史：多有急性鼻窦炎反复发作病史。症状：鼻塞、脓涕、嗅觉减退，头痛，上午重，下午轻，或伴有咳嗽、咽痛。体征：上颌窦前壁及额窦底部可有压痛，鼻黏膜充血，中、下鼻甲肥大，中、下鼻道有脓性分泌物。辅助检查：鼻旁窦 X 线片或计算机断层扫描（computed tomography，CT）。

三、治疗方法

全部病例均采用汤剂治疗，治宜解毒排脓、益气通窍。药用：麻黄 6 ~ 12 g、细辛 1 ~ 3 g、白芷 6 ~ 9 g、苍耳子 5 g、苍术 6 ~ 12 g、藿香 3 ~ 9 g、桃仁 6 ~ 10 g、冬瓜仁 10 g、薏苡仁 30 g、败酱草、蒲公英各 15 ~ 30 g、黄芩 6 ~ 12 g、鱼腥草 10 ~ 30 g、党参 6 ~ 10 g、桔梗 10 ~ 15 g、黄芪 20 ~ 30 g、防风 3 g、白术 6 ~ 9 g、生甘草 6 ~ 9 g。随证加减如下。根据病情调整解毒类、排脓类、益气类及通窍类的剂量；重感具有感冒症状者，宜根据风寒或风热辨证用药：风寒用柴胡 10 ~ 20 g、荆芥 10 g、苏叶 6 ~ 9 g、风热用柴胡 10 ~ 20 g、金银花、板蓝根各 10 ~ 30 g；头痛明显加蔓荆子 10 ~ 12 g、鼻臭加重藿香用量；头晕加泽泻 6 ~ 9 g、茯苓 10 ~ 15 g、烦躁易怒失眠加龙胆草 6 ~ 9 g、石决明 30 g。根据鼻塞的程度，及时增减麻黄用量，麻黄是通鼻开窍的首选用药，一定要灵活运用，不可拘泥。疗程为 2.5 ~ 3 个月，原则上以痊愈、无症状作为终止治疗的条件。

西医治疗：急性感染期为头孢噻肟钠或阿奇霉素等，缓解期用转移因子胶囊，1 丸 / 次，每天 2 次，连用 2.5 ~ 3 个月。

四、疗效评定标准与结果

（一）疗效评定标准

痊愈：症状体征消失，鼻旁窦 X 线片结果显示无异常。好转：症状明显改善，鼻腔检查黏膜充血肿胀等表现减轻，鼻旁窦 X 线片明显改善。未愈：症状体征无改善，鼻旁窦 X 线片结果显示无改善。

（二）结果

1. 鼻塞

经治疗，1个月后症状消失者15例，2个月消失者10例，2.5个月消失者3例，3个月消失者1例，2例3个月后减轻，但仍有反复鼻塞感觉。

2. 脓涕

经治疗，1个月后症状消失者6例，2个月消失者15例，2.5个月消失者5例，3个月消失者3例，1例3个月后脓涕减轻，但未消失。

3. 头痛

经治疗，半个月症状消失者20例，2个月后全部患者头痛均消失。

4. 反复呼吸道感染

治疗前6个月30例患者平均上呼吸道感染次数为（6.12 ± 1.33）次。经治疗后，30例中，观察6个月，平均患上呼吸道感染次数为（1.25 ± 0.36）次，差异有显著的统计学意义（$P < 0.01$）。

5. 临床疗效

根据疗效标准，30例中，痊愈28例，好转2例，无效0例，有效率100%。对照组25例中，痊愈6例，好转10例，无效9例，两组经卡方（Chi-square，χ^2）检验，差异具有显著的统计学意义（$\chi^2 = 11.2$，$P < 0.001$）。

五、讨论

慢性鼻窦炎，主要以鼻塞、脓浊涕、头痛为特征，中医称其为鼻渊，鼻渊一词最早见于素问，《素问·气厥论》说：“胆移热于脑，则辛频鼻渊，鼻渊者，浊涕下不止也。”后世把浊涕下不止作为鼻渊的主要症状。医宗金鉴有“久淋血水秽而腥”的记载，鼻之上为频，频之上为脑，浊涕从上而下流，故又称“脑渗”“脑漏”。慢性鼻窦炎在病机上乃肺脾气虚，热邪内蕴，伤及气血，腐而成脓涕，故流脓浊涕，甚至腥臭。肺脾气虚，卫外不固，易感外邪，鼻为肺窍，故外邪易反复侵袭使之反复发作。外邪袭肺，伤及肺脏，肺失宣降，肺窍不利，故鼻塞。鼻窦与脑相邻，鼻窦内之热邪脓浊，阻塞经络，气血瘀滞故头痛。综上所述，该病为肺脾气虚，热邪内蕴，伤及气血，化之为脓，肺气失宣，脑窍不利，经络不通之疾，虚实夹杂。传统治疗以宣肺通窍、疏风散热为主，根据患者脓涕、鼻塞、头痛、鼻臭、易复发等特点，提出了解毒排脓、宣肺通窍、通络止痛、补益肺脾的治疗原则，经多年探索，总结出治疗该病的经验，现将几点体会介绍如下。

（一）脓涕

脓涕乃热毒腐化气血而成，鼻窦外通鼻腔，内藏于里，与内脏如肝脓疡、肠痈、肺痈机理相似，因此治疗不应过多考虑宣肺祛痰，应以解毒排脓为主，脓毒清则正安，这是治疗中重要的一环，脓毒不祛，新血不生，鼻黏膜难以恢复。此疗法受笔者多年前曾成功治愈一肝脓疡案例的启发，5 岁肝脓疡患儿，大小为 5 cm × 7 cm，用头孢、甲硝唑、氨苄青霉素治疗 20 天后不愈，经笔者用中药以解毒排脓扶正疗法为主治疗 1 周后肿疡消失。后来，笔者就把此排脓解毒法移植于治疗鼻窦炎，因鼻窦炎也是热毒腐浊化脓，故治则是相通的。通过运用这一治则治愈了一位患病 10 多年的 45 岁女性患者，笔者更坚定了对此疗法的信心。解毒排脓类药物常用鱼腥草、蒲公英、败酱草、桔梗、桃仁、冬瓜仁，但随着脓涕的减轻，此类药物用量、数量都要减少，但要贯穿治疗的整个过程，解毒排脓是治疗该病的重要环节，不能中途而止。

（二）鼻塞

由于肺气失宣，脓毒阻塞，多有鼻塞，宣肺通窍是通用之治法。通窍治疗鼻塞的药物首推麻黄，在用量上，要根据年龄、鼻塞的程度、患者个体差异，给予 3 ~ 10 g，不可大量应用。另外，苍耳子有小毒，有正常用量后出现呕吐者，宜慎用。细辛是疗效好又安全的药物，但要在安全用量以内，因该病需长期治疗，细辛无须过大剂量。笔者曾用细辛治疗小儿慢性支气管炎，用量至 6 g 未出现中毒反应，但不主张都这么用。

（三）鼻臭

脓涕、恶臭，是热腐气血成脓所发出的异常气味，在解毒排脓的基础上加苍术、藿香，二者均为芳香化浊药物，可借其芳香之气而除臭，但二药不可久用，一旦浊臭消失，可减量维持。另可加重解毒排脓药剂量，疗效更好。

（四）头痛

慢性鼻窦炎，以上颌窦为多见，偶见额窦炎。故多以面部、前额部头痛为主。主要因为热毒脓浊内存，阻塞经络不通则痛。从临床上看，选用蔓荆子 10 g、细辛 2 g、白芷 10 g、川芎 10 g。治疗后，虽然脓涕仍在，但头痛消失往往在脓涕症状消失之前，这说明仅用解毒之类药，头痛消失不理想。加入上述药物后，能起到很好的疗效。

（五）预防反复呼吸道感染

该病治愈的关键是减少复发，每次复发，都会使鼻窦黏膜进一步增生，鼻塞脓涕加重。而复发的主因是肺脾气虚，免疫功能低下。因此，在治疗慢性鼻窦炎或合并急性感染时，补气是贯彻始终的治疗原则，用黄芪、白术、防风补肺健脾益气，提高免疫的功能，这是治疗过程中必不可少的一环，宜予重视。

第三节
从气虚毒郁探讨糖尿病皮肤病变的中医病因病机

◎ 田象菊　高树迎

糖尿病是临床常见疾病，流行病学调查数据显示其发病率逐年升高。皮肤是人体血管丰富、神经广泛分布的重要器官，糖尿病患者的高血糖、高凝状态等因素使皮肤黏膜处于慢性脱水、缺氧及营养不良状态，致皮肤干燥，表皮纤薄，再生能力减弱，终致各种皮肤病变的发生。皮肤病变是糖尿病的常见并发症，常见的皮肤损害包括胫前色素沉着斑、黑棘皮病、皮肤感染、皮肤瘙痒、湿疹、糖尿病性大疱、类脂质进行性坏死、糖尿病性硬化症等。

糖尿病皮肤病变属于中医“消渴变证”的范畴。先天禀赋不足、饮食失节、情志不调、劳逸过度等因素，致脏腑阴阳失衡，食积、痰浊、瘀血、湿热、水饮等实邪内生，五脏六腑虚损，肢体百骸失养，变证丛生。《丹溪心法》曰："欲知其内者，当以观乎外；诊于外者，斯以知其内；盖有诸内者形诸外。"著名皮肤科专家赵炳南指出："皮肤疮疡虽形于外，而实发于内。没有内乱，不得外患。"

一、脏腑辨证

（一）肺气亏虚是病变发生的关键

皮肤是人体之藩篱，是最外层的屏障，为肺所主，《素问·六节藏象论》指出"肺者，气之本，魄之处也，其华在毛，其充在皮"。《素问·痿论》载："肺主身之皮毛"，《灵枢·经脉别论》云："肺朝百脉，输精于皮毛。"肺气宣发、朝百脉的功能将精微物质运输布散于皮肤，以滋养皮毛。如果肺气虚，则无力及时将营养物质充运至皮毛，致皮毛失养，产生各种病证。正如《灵枢·经脉》所言："手太阴气绝，则皮毛焦。"

（二）脾气亏虚是病变发生的根本

精微物质来源于后天脾胃。脾胃为后天之本，气血生化之源。《素问·经脉别论》曰："饮入于胃，游溢精气，上输于脾，脾气散精，上归于肺，通调水道，下输膀胱，水精四布，五经并行。合于四时五脏阴阳，揆度以为常也。"脾运化、布散水谷精微功能正常是五脏六腑生理功能正常的保证。脾气充足，将胃收纳腐熟的水谷精微运化输布至脏腑，保证其功能的良好。若脾脏自身虚弱，则不能为胃行其津液。脾气散精的功能异常，致三种结果：第一，脾升清功能的减弱，不能将胃所受纳腐熟的水谷精微布散，上输于肺，靠肺的呼吸、宣发、朝百脉的功能进一步布散至周身，四肢百骸、皮毛皆失于濡养，肺脏本身亦失于濡养，毛枯色焦，皮肤瘙痒、大疱、溃后难以愈合等；第二，精微不能布散，聚而为邪，生热、化火，为湿，化痰，致瘀，内生病理产物增多，久而损及机体成"毒"，壅滞于皮肤，致湿疹、疮疡、溃破难愈；第三，升清无力，脾气虚弱下陷，精微亦趋于下，趋于阴窍，表现为尿糖、尿蛋白，下趋于皮肤，则表现为下肢溃疡、糖尿病足等。

（三）肾气亏虚是病变之根源

肾为先天之本，主藏精，寓元阴元阳。《素问·上古天真论》载："肾者主水，受五脏六腑之精而藏之"，李中梓《医学必读》曰："肾为脏腑之本，十二脉之根，呼吸之本，三焦之源。"肾阳对脏腑的温煦、肾精对脏腑的滋养功能正常是机体维持正常生命活动的前提。先天禀赋不足，或后天劳倦、疾病的影响，致肾气、肾精亏耗，肾阴、肾阳虚损是发病的根源。张仲景《金匮要略》曰："男子消渴，小便反多，以饮一斗，小便一斗，肾气丸主之。"便开始了从肾论治消渴的先河。糖尿病作为一种慢性病，久病及肾。损及肾阳，肾阳虚衰，上不能温煦脾土，下不能温固下元，致水谷精微运化、输布失常，虚寒内生。肾气亏虚，不能治水，水饮泛溢肌肤，出现水肿等诸证。肾精耗损，肾阴亏虚，不能滋养脏腑，且易化生虚火。

（四）三焦道路不通是病变之表象

三焦为六腑之一，《素问·五藏别论》曰："夫胃、大肠、小肠、三焦、膀胱，此五者天气之所生也，其气象天，故泻而不藏，此受五脏浊气，名曰传化之府。"三焦的功能是传化运行水液、排泄浊液糟粕。《难经》说："三焦者，水谷之道路，气之所终始也。"肺的宣发肃降、朝百脉、通调水道的功能要依赖于三焦道路的畅通来实现。脾运化水谷精微同样需要三焦畅通无阻作为保障，肾藏的元阴元阳、肾气、肾精发挥作用，亦依赖于三焦道路的通畅来实现。三焦为气之终始，肺呼吸自然界之清气、脾运化水谷之精气、肾藏先天之元气发挥生理作用，在内表达于各脏腑功能的正常运行，在外表现于皮毛的色泽、功能的正常。道路受损，三焦不通，皮肤可能失养出现瘙痒，湿热、痰浊、瘀血等病理产物堆积，产生溃疡、坏死、疮痈等各种皮肤损害。

二、气血津液辨证

（一）气郁、气虚是病变之始

气是构成人体和维持生命活动的基本物质，有推动、温煦、防御、固摄、气化等作用。皮肤病变的早期，以气机郁滞为主。仝小林院士[1]认为，

2型糖尿病的发展分“郁”“热”“虚”“损”四个阶段，气机郁滞为病变之始，由于饮食失节、情志不遂、脏腑功能失调等，影响气的升降出入，气机郁滞，可内生痰湿、瘀血等病理产物。病久疾病本身邪气耗伤正气，脏腑功能失调，气的生成、运化失常等众多因素，致糖尿病的大部分病程阶段属气虚证。气郁、气虚致卫表不固、水湿内停、血行不畅、瘀血阻络，皮肤组织失于濡养，邪实壅滞，最终导致皮肤干燥、瘙痒、痈疮、皮薄易溃、溃后难愈等诸多皮肤病变。

（二）津亏、血虚、血瘀是病变之渐

随着糖尿病病程的进展，疾病的消耗，津液运化、输布障碍等因素，出现津液亏耗，阴津不足，滋润和濡养功能不足，排泄代谢产物的能力下降，表现在皮肤上，即皮肤干燥、瘙痒等。血濡养、滋润五脏六腑、皮肉筋骨，皮肤对外界的灵敏反应和色泽的正常赖于血液的滋养。血的病变主要表现在血虚和血瘀两个方面。血的生成不足、消耗过度，致血虚，皮肤、毛发失养，皮肤干燥、色白或萎黄，毛发干枯、稀少，感觉障碍（包括温度觉、振动觉、针刺痛觉等），皮肤卫外功能减弱，极易破溃。糖尿病患者的皮肤组织的病理改变主要为表皮和真皮乳头水肿、细胞血管外渗、轻度淋巴细胞浸润以及含铁血黄素沉积、毛细血管壁增厚等。周光霁教授指出，糖尿病的特征性病理改变是微血管病变，而在糖尿病患者的“正常皮肤”都有微血管病变[2]。久病致瘀，瘀血为糖尿病日久气血津液耗伤、脏腑功能失调等代谢紊乱的病理产物，肢体脉络痹阻，气血不能荣于皮肤，致皮肤紫暗、瘀血、肌肤甲错等。

三、微观辨证——“毒邪”壅滞是病变的外在表达

随着现代医学的发展，对疾病的病理机制等方面研究的深入，我们要积极参照新的研究成果，做到“西为中用”。宋美芳等[3]认为微观辨证是在微观层面上对疾病进行定量分析，具有客观性、精确性和真实性，是“司内揣外”。糖尿病患者代谢异常、糖基化终末产物增加、慢性炎症反应、血管内皮损伤等，属中医毒邪的范畴。

《说文解字》载："毒，厚也，害人之草。"现代毒物学认为，毒物是指进入机体并与机体组织发生某些作用，引起机体暂时或永久的病理状态的物质。姜良铎教授[4]指出，只要是能对机体产生不良影响的因素，就可称为"毒"。毒邪具有骤发性、广泛性、酷烈性、从化性、火热性、善变性、趋内性、趋本性、兼挟性、顽固性等病理特性，其致病具有虚、郁、瘀、痰、湿、燥热等特点。陈娟等[5]将毒邪分为外毒和内毒。外毒如气毒、水毒、药毒、食毒、虫兽毒、漆毒等是部分糖尿病皮肤损害的直接原因。内生毒邪是致病的最常见原因。糖尿病长期处于代谢紊乱状态，脏腑功能失调，易生痰浊、瘀血、湿热、寒邪、水饮等病理产物，病理产物瘀积到一定程度，引起质变，损害机体即为毒邪。热毒上灼，表现口苦、咽干、多饮，或干咳，或口舌生疮；若瘀血灼于肌肤则见肢端灼热疼痛，疮疡红肿溃烂。湿毒易伤阳气，易胶着其他毒邪，致病程长而迁延不愈，伤及元阳，致水闭不行，泛溢肌肤，发为水肿、大疱。痰毒为患，壅滞中焦，则脘痞腹满，痰毒上犯，则见头晕目眩，阻于肌肤脉络，则肢体麻木，感觉异常，疮疡溃烂不愈合。消渴日久，血虚生风，风毒在表，常可出现皮肤瘙痒难耐，甚至瘙痒破皮渗出；风毒留滞，皮肤瘙痒、干燥甚至皲裂。消渴日久，气血阴阳失调，血液瘀滞，瘀久化毒，则为瘀毒。南征教授[6]认为，消渴已成之时可以调节机体的气血、阴阳，防止毒邪导致的并病；消渴并病已成，应解毒通络，清除毒邪。

由此可见，气虚可致痰浊内停、湿热内生、瘀血阻络等，终致肌肤失养，毒邪壅滞，发生各种皮肤病变。气虚血瘀，毒邪内生是糖尿病皮肤病变的重要发病机制，益气活血解毒为重要治疗方法。

参考文献

[1] 仝小林．糖络杂病论［M］．北京：科学出版社，2010：22-35.

[2] 蒋国彦．实用糖尿病学［M］．北京：人民卫生出版社，1992：310-312.

[3] 宋美芳，陈家旭，彭晨习，等．论中医微观辨证［J］．中华中医药杂志，2019，34（7）：2867-2869.

[4] 李怡，姜良铎．从"毒"而论糖尿病的病因病机初探［J］．中国医药学报，2004，

19（2）：119–120.

［5］陈娟，韩永明，张六通，等．从“毒”论消渴的病因病机［J］．山西中医学院学报，2007，8（4）：61–62.

［6］何泽．名老中医南征教授治疗消渴病学术思想及临证经验［J］．光明中医，2016，31（3）：331–334.

第四节
理饮补虚、宣肺定喘法治疗小儿哮喘缓解期60例临床研究

◎ 唐传锋　高树迎

一、临床资料

共纳入120例病例，均为临沂市某医院儿科2011年收取的住院患儿和门诊就诊的患儿，随机分为治疗组和对照组，各60例。诊断标准以中华医学会呼吸病学分会哮喘学组制定的《支气管哮喘防治指南》为依据[1]。治疗组60例中，男36例，女24例；年龄最小2岁，最大12岁。对照组60例中，男38例，女22例；年龄最小2岁，最大11岁。两组在年龄、性别、病程上的差异无显著的统计学意义（$P>0.05$），基线具有可比性。

二、观察方法

对照组用酮替芬加万适宁治疗。酮替芬（国药准字H37022603，批号100922）每片1 mg，每次0.025 mg/kg，口服，每天2次。万适宁（国药准字H20010091，批号101106）每片400 mg，初始每次口服400 mg，每天2次，2周后改为每天1次。

治疗组用理饮补虚、宣肺定喘法辨证施治，基本方组成：茯苓20 g、桂枝10 g、白术12 g、甘草9 g、黄芪15 g、山药20 g、熟地黄15 g、当归

10 g、麻黄 3 g、干姜 6 g、白芍 15 g、橘红 10 g、厚朴 10 g、半夏 15 g、细辛 3 g、五味子 10 g。本院煎药室煎药，每剂煎后装为两袋，每袋 240 mL。根据患儿年龄定量，2 岁及 2 岁以下每次 80 mL，3 岁及 3 岁以上 120 mL，10岁及10岁以上240 mL，每天2次口服。两组均连续治疗3个月为1个疗程，治疗并观察 1 个疗程后，随访半年。

三、统计分析

应用 SPSS 16.0 统计软件对数据进行处理，计量资料以 $\bar{x} \pm s$ 表示，组间比较采用成组 t 检验，$P < 0.05$ 表示差异有统计学意义。

四、疗效标准

根据哮喘防治策略[2]修订如下。临床控制：原为频繁发作，经服药 3 个月后，3 ~ 6 个月未复发者；经服药与往年同期比较未复发者；服药后化验指标明显好转者。显效：服药 3 个月后，3 ~ 6 个月内发作次数减少 2/3，在发作时病情程度减轻 Ⅱ 度以上者；服药后与往年同期比较发作次数减少 2/3，在发作时病情程度减轻 Ⅱ 度以上者；服药后化验指标好转者。有效：服药 3 个月后，3 ~ 6 个月内发作次数减少 1/3，在发作时病情程度减轻 Ⅰ 度以上者；服药后与往年同期比较发作次数减少 1/3，在发作时病情程度减轻 Ⅰ 度以上者；服药后化验指标稍有好转者。无效：服药后未有改善者。

五、治疗结果

治疗组临床控制 40 例，显效 12 例，有效 5 例，无效 3 例，总有效率为 95%。对照组临床控制 32 例，显效 8 例，有效 12 例，无效 3 例，总有效率为 87%。两组综合疗效的差异比较有显著的统计学意义（$P < 0.01$），治疗组疗效优于对照组。

治疗组治疗后哮喘发作喘息天数为（3.60 ± 0.36）天，较治疗前的（9.10 ± 0.58）天明显减少，差异有统计学意义（$P < 0.01$）。对照组治疗后哮喘发作喘息天数为（6.95 ± 0.78）天，较治疗前的（8.90 ± 0.43）天减少，差

异有统计学意义（$P<0.05$）；两组治疗后结果比较差异有显著的统计学意义（$P<0.01$），治疗组优于对照组。

六、讨论

支气管哮喘是由嗜酸性粒细胞、肥大细胞和T淋巴细胞等多种炎性细胞参与的气管慢性炎症。这种炎症使易感者对各种激发因子具有气管高反应性，并可引起气管缩窄，表现为反复发作性的喘息、呼吸困难、胸闷或咳嗽等症状，常在夜间和/或清晨发作、加剧，常常出现广泛多变的可逆性气流受限。中医学认为，小儿哮喘属慢性病，反复顽固。发作时气急胸满，喘息汗出，“咳而上气，喉中水鸡声”，不得平卧。究其病机以痰饮为主因。由于宿饮留伏，在气候变化时寒暖失慎、感受外邪即可诱发。本病证型虽有寒热虚实，但临床上不是截然分开的，往往虚实夹杂，或实多虚少，或虚多实少；有的既有内火，又有外寒；有的肺虚为重，有的脾虚为主；亦有久病肺虚及肾，而致肾不纳气。中医学理论有“痰之本源于肾，痰之动主于脾，痰之成贮于肺”的认识，故治哮喘虽不离肺，但不应当单纯治肺。需分清主次轻重，急则治其标，缓则治其本[3]。王伯岳[4]认为，小儿哮喘急性发作以热喘为多，慢性者以寒喘为多。热喘多实，寒喘多虚。无论寒热，在哮喘发作时都应首先考虑平喘。

根据小儿“肺脏娇嫩，脾常不足，肾常虚”“成而未全，全而未壮”的生理特点，以及“易虚易实，易寒易热”的病理特点，对哮喘的缓解期临床表现进行辨证分析，首先考虑病位在肺。因此，治疗要首重治肺，即恢复肺的正常宣发肃降功能。痰既是病因又是病机，是本病的根本。前哲有云：“脾肾为生痰之源，肺胃为贮痰之器，议从肺脾肾三经合治，补金水土三虚……下能益肾固涩”[5]。肺脾肾的不足，尤以脾肺气虚更为多见，脾虚为小儿哮喘“夙根”之源，调脾尤为重要。根据中医理论结合临床制定出理饮补虚、宣肺定喘之治法，主要运用于治疗哮喘缓解期。“理饮”包括祛痰和杜痰两方面，祛痰是驱痰，所谓杜痰是杜绝生痰之源。补虚是针对本病肺脾肾之虚，宣肺就是恢复肺的宣发肃降功能，定喘是使哮喘不再复发。

基本方中以苓桂术甘为君，茯苓治痰饮、渗水道，既能消除已聚之痰饮，又善平饮邪之上逆。桂枝通阳气、开经络、合营卫、平冲降逆，白术健脾运、燥痰水，茯苓与白术相须配伍健脾祛湿，体现杜绝生痰之源以治本之意。甘草得茯苓则不资满而反泄满，合桂枝以辛甘化阳，合白术益气健脾、崇土以利制水。四药合用为温阳化饮、培土制水之法，以祛痰杜痰，共为君药；黄芪、山药、熟地黄补虚为臣，黄芪补气升阳、益卫固表，山药益气养阴、补肺脾肾，熟地黄养血滋阴、补精益髓，山药、熟地黄补肾以恢复肾脏纳气功能。麻黄、半夏、厚朴、橘红为佐，既宣肺理气又降气化痰，助君臣以理饮补虚。白芍、当归、五味子为使，补血活血、柔肝敛气。干姜、细辛温肺化饮，与麻黄相伍兼能散寒。诸药合用，使全方药物上行到肺、下潜至肾、温中化饮、补而不腻，使肺复宣降、脾得健运、肾复纳气。此方既祛痰、化痰又杜痰，既补又宣，既宣又降，既散又敛，众药针对哮喘的病机根本共奏理饮补虚、宣降散敛之作用。理饮补虚、宣肺定喘法治疗小儿哮喘缓解期患者取得了很好的临床疗效。本法既体现了中医标本缓急、整体观念，又体现了辨证论治的特色，收效良好。

参考文献

[1] 沈晓明 . 现代儿科学 [M].7 版 . 北京：人民卫生出版社，2008：266.

[2] 沈自尹 . 温阳片预防哮喘季节性发作及其原理研究 [J]. 中西医结合杂志，1986，6(1)：17-19.

[3] 董廷瑶 . 幼科刍言 [M]. 上海：上海科学技术出版社，1983：167.

[4] 王伯岳 . 中医儿科临床浅解 [M]. 北京：人民卫生出版社，1976：58.

[5] 宋知行，王霞芳整理 . 董廷瑶《幼科撷要》[M]. 上海：百家出版社，1990：156.

第五节
小儿肺脾气虚咳嗽证舌象、唾液生化研究

◎ 高树迎

肺脾气虚咳嗽为临床常见病之一，且反复发作，久治难愈，对小儿健康危害极大，开展对本证的研究具有一定的实用价值。为此，本文对 50 例肺脾气虚咳嗽患儿进行了唾液 pH 值、唾液蛋白量、唾液免疫球蛋白、唾液淀粉酶的实验研究，对本证不同舌质与血红蛋白、甲皱微循环及免疫功能的关系进行了探讨，并拟补肺健脾散，对 50 例观察组患儿作了治疗前后及与对照组正常儿的对照，旨在探讨本证舌象、唾液生化变化的规律及实质，为临床辨证提供客观依据。

一、临床资料

（一）观察组患儿

观察组肺脾气虚咳嗽患儿 50 例，其中男性 26 例，女性 24 例，年龄范围 2 ~ 6 岁，均为某医院门诊及住院患儿。

（二）诊断标准

以 1986 年全国中西医结合会议所拟《中医虚证辨证参考标准》为主要依据。

（三）对照组正常儿

经查体排除各脏器疾患，舌质淡红而润泽，舌苔薄白、舌体正常的健康儿作为对照，年龄范围、男女比例接近观察组患儿，正常儿均为与观察组患儿同医院及附属医院托儿所儿童。

（四）治疗方法

观察组患儿口服补肺健脾散治疗，本方主要有黄芪、白术、五味子、细辛、僵蚕等组成，具有补肺健脾、理气化痰之功。研末，以蜜调服，3 岁以上每次 4.5 g，3 岁以下每次 3 g，每天 2 次，连服两月。如兼新感表证，宜先

解表，然后再服补肺健脾散治疗。

二、实验室资料

（一）唾液淀粉酶的实验研究

1. 实验室方法

受试者于留取标本的前一天晚上临睡前漱口，次晨早饭前 7 点至 8 点留取唾液，用试管接取自然流出的唾液约 2 mL，然后咽干唾液，将柠檬酸试纸 1 片置于舌背上面前半部，立即用试管接取酸刺激后自然流出的唾液 2 mL。唾液淀粉酶测定采用《临床医学检验》一书血清淀粉酶测定法，规定每 1 mL 唾液在 37℃，保持 15 分钟。在实验条件下水解 1 mg 淀粉至遇碘不呈蓝色为一个单位。

2. 结果

正常儿酸刺激前酶活性较低，为（15 353.35 ± 3 588.31）U，酸刺激后则大幅度提高，为（27 174.69 ± 2 888.57）U，差异有统计学意义（$P < 0.001$）。患儿组相反，酸刺激后酶活性为（20 646.45 ± 3 158.89）U，低于酸刺激前的（25 683.46 ± 4 231.28）U，差异有统计学意义（$P < 0.001$）。经治疗后，酸刺激前酶活性接近正常儿，为（16 685.49 ± 3 468.42）U，差异有统计学意义（$P > 0.05$），酸刺激后酶活性虽仍低于正常儿，为（25 184.46 ± 3 423.81）U，且差异有统计学意义（$P < 0.05$），但较治疗前有大幅度提高（$P < 0.001$）。

（二）唾液 pH 值、蛋白定量的实验研究

1. 实验室方法

唾液留取方法同上（不留酸刺激后唾液），使用广西产 MA—4210 电脑分析仪，采用自动控制微量分析法。

2. 结果

60 例正常对照组唾液 pH 值为（7.79 ± 0.12），50 例患儿治疗前为（6.89 ± 0.24），与正常儿比较差异具有显著的统计学意义（$P < 0.001$）。治疗后 pH 值为（7.24 ± 0.24），治疗前后比较差异有显著的统计学差异（$P < 0.001$）。唾液蛋白量正常儿为（11.51 ± 9.12）mg/dL，患儿治疗前

为（7.86±4.38）mg/dL，二者差异有显著的统计学意义（$P<0.05$）。治疗后，升至（10.83±4.38）mg/dL，治疗前后比较差异具有显著的统计学意义（$P<0.05$）。

（三）唾液免疫球蛋白 A、免疫球蛋白 G 的实验观察

1. 实验室方法

唾液留取方法同上，免疫球蛋白（ImmunogIobulin，Ig）A、IgG 测定采用琼脂扩散法。

2. 结果

正常对照组 60 例，唾液 IgA > 0.04 g/L 者 12 例，占 12%；唾液 IgA = 0.04 g/L 者 8 例，占 63.33%；唾液 IgA < 0.04 g/L 者 10 例，占 16.67%。患儿组 50 例，治疗前唾液 IgA > 0.04 g/L 者 5 例，占 10%；唾液 IgA = 0.04 g/L 者 25 例，占 50%；唾液 IgA < 0.04 g/L 者 20 例，占 40%。治疗后，唾液 IgA > 0.04 g/L 者 29 例，占 58%；唾液 IgA = 0.04 g/L 者 9 例，占 18%；唾液 IgA < 0.04 g/L 者 12 例，占 24%。用 χ^2 检验，正常儿与治疗前患儿及治疗前后比较，P 值均小于 0.025，差异均有显著的统计学意义。正常儿与患儿治疗前唾液 IgG 及患儿治疗前后唾液 IgG 比较，经统计学处理，差异均无显著的统计学意义。

（四）不同舌质与血免疫功能及血红蛋白关系的实验研究

1. 实验室方法

受检查者于早晨 8：00 ~ 9：00 取静脉血，免疫球蛋白（Ig）测定用琼脂扩散法，淋巴细胞转化试验（lymphocyte transformation test，LTT）用微量全血法，补体 C_3 用单向免疫扩散法，血红蛋白测定用目视比色法。

2. 结果

观察组患儿 50 例，其中淡白舌 36 例，淡红舌 9 例，暗红舌 5 例。血免疫功能设正常对照组儿童共 16 例，血红蛋白设正常对照组共 60 例。

血清 IgG：正常儿组与患儿淡白舌组、淡红舌组、暗红舌组的血清 IgG 含量分别为（7.601 4±1.353 3）g/L、（3.402 1±0.201 2）g/L、（4.703 3±1.561 1）g/L、（4.505 4±1.952 3）g/L。与正常儿比较，三组不同舌质患儿与正常儿血清 IgG 含量差异具有非常显著的统计学差异（均 $P<0.001$）。

血清 IgA：正常儿组与患儿淡白舌组、淡红舌组、暗红舌组血清 IgA 分别为（1.081 1±0.252 1）g/L，（0.841 2±0.199 8）g/L，（1.001 8±0.323 5）g/L，（0.972 2±0.273 2）g/L。经比较，淡白舌组患儿与正常儿差异具有显著的统计学意义（$P<0.001$）。淡红舌、暗红舌组患儿虽低于正常儿，但差异无统计学意义（均 $P>0.05$）。

血清 IgM：正常儿组与患儿淡白舌组、淡红舌组、暗红舌组血清 IgM 分别为（1.038 3±0.451 4）g/L、（0.603 1±0.199 9）g/L、（0.799 9±0.321 1）g/L、（0.701 2±0.263 3）g/L。经比较，淡白舌组患儿与正常儿差异具有显著的统计学意义（$P<0.001$）。淡红舌、暗红舌组患儿虽低于正常儿，但经比较差异均无显著的统计学意义（$P>0.05$）。

血清补体 C_3：正常儿组与患儿淡白舌组、淡红舌组、暗红舌组血清 C_3 含量分别为（172.31±28.03）mg/dL，（80.01±15.32）mg/dL，（94.11±18.21）mg/dL，（90.02±16.13）mg/dL。与正常儿比较，淡白舌组、暗红舌组患儿与正常儿之间的差异有显著的统计学意义，分别 $P<0.001$ 和 $P<0.05$。淡红舌组患儿虽低于正常儿，但是差异无显著的统计学意义（$P>0.05$）。

LTT：正常儿组及患儿淡白舌组、淡红舌组、暗红舌组 LTT 分别为（68.14%±17.34%）、（44.12%±8.21%）、（50.34%±12.22%）、（49.11%±9.18%）。三组不同舌质患儿均明显低于正常儿，患儿淡白舌、淡红舌、暗红舌组与正常儿比较分别 $P<0.001$，$P<0.05$，$P<0.05$。

血红蛋白：正常儿组及患儿淡白舌组、淡红舌组、暗红舌组分别为（122.2±1.2）g/L、（92.5±9.1）g/L、（101.9±9.9）g/L、（104.9±7.9）g/L。三组患儿血红蛋白均明显低于正常儿（$P<0.001$）。

经治疗后，除暗红舌组 Hb 治疗前后差异不具有统计学意义外（$P>0.05$），其他各不同舌质组患儿上述各免疫指标及血红蛋白，治疗前后均有明显提高，经比较，差异均有统计学意义（$P<0.05$）。

（五）不同舌质与甲皱微循环关系的实验研究

1. 实验室方法

使用徐州产 WX-735B 型微循环显微镜，放大 80 倍，使用北京产

WXS-4 型血流测速仪，室温保持在 25℃ ±1℃。检查前先入室内休息 20 分钟，令手指置于心脏同一水平，分别观察双手无名指远端第一排甲皱毛细血管。

2. 结果

血色及管袢出血：正常儿（60 例）鲜红、淡红血色分别占 90% 和 10%，无暗红血色者。淡白舌患儿（36 例）暗红血色者占 19.44%，治疗后降至 5.55%；淡红舌患儿（9 例），暗红血色者占 11.11%，治疗后仍为 11.11%，暗红舌患儿（5 例）暗红血色者占 60%，治疗后降至 20%。正常儿无一例管袢出血者。淡白舌患儿管袢出血者占 8.33%，治疗后降至 2.78%；淡红舌患儿无一例管袢出血现象；暗红舌患儿管袢出血者占 60%，治疗后降至 20%。

3. 管袢数目及血流速度

正常儿镜下每 1 mm 长度可见（7.81 ± 1.75）支管袢。而淡白舌患儿为（4.79 ± 1.12）支 /mm，淡红舌患儿为（5.62 ± 0.93）支 /mm，暗红舌患儿为（7.71 ± 1.49）支 /mm。淡白、淡红舌患儿与正常儿比较差异具有显著的统计学意义，均 $P < 0.001$，暗红舌患儿与正常儿差异不具有统计学意义（$P > 0.05$）。经治疗后，淡白、淡红、暗红舌患儿管袢数目分别增至（6.51 ± 0.94）支 /mm，（7.61 ± 0.81）支 /mm，（7.83 ± 0.81）支 /mm。淡白、淡红舌患儿治疗前后差异具有非常显著的统计学意义（均 $P < 0.01$），暗红舌患儿治疗后管袢数目虽有增加，但治疗前后差异不具有统计学意义（$P > 0.05$）。

正常儿血流速度为（309.11 ± 81.33）mm/s。淡白舌患儿为（245.11 ± 112.29）mm/s，治疗后为（296.87 ± 69.99）mm/s；淡红舌患儿为（259.11 ± 35.99）mm/s，治疗后为（289.12 ± 30.13）mm/s；暗红舌患儿为（190.12 ± 59.12）mm/s，治疗后为（250.33 ± 44.22）mm/s。治疗前三组不同舌质患儿血流速度均明显低于正常儿（$P < 0.001$），经治疗后，各组患儿微循环血流速度均明显增加，治疗前后比较，三组患儿的差异均有显著的统计学意义（$P < 0.05$）。

三、讨论

（一）唾液淀粉酶

唾液淀粉酶具有消化作用，这与脾为涎、主运化、消食谷的功能是一致的。肺、脾乃子母关系，肺虚又能加重脾虚，出现消化功能障碍，故本证可出现唾液淀粉酶的异常变化。治疗前，肺脾气虚咳嗽患儿唾液淀粉酶活性酸刺激前高于正常儿，这可能与肺脾气虚副交感神经占优势有关，唾液腺主要受自主神经支配，副交感神经兴奋可使其酶的合成与分泌增加。据有关研究表明，肺气虚、脾气虚均有副交感神经的功能亢进，故在安静非刺激状态下酶活性升高。但实际上酸刺激前酶活性不能体现其真正的消化功能，只有在酸刺激后（相当于进食后），酶的活性才真正反映其消化能力。

本证患儿治疗前、酸刺激后酶活性反而较酸刺激前低，而正常儿酸刺激后较酸刺激前酶活性大幅度升高，说明本证患儿的唾液腺在一定负荷状态下代偿不足，故出现消化功能的障碍。从治疗后、酸刺激后酶活性升高这一结果分析，可以看出补肺健脾散能改善本证患儿的脾胃功能，因此提示我们治疗本证时，应重视脾胃功能的调理，培土以生金，从而达到肺脾双补的目的。

（二）唾液 pH 值、蛋白定量

唾液 pH 值是唾液淀粉酶发挥作用的重要因素之一。现有资料表明，唾液淀粉酶在 37 ~ 40℃弱碱环境里作用最强。本证患儿唾液呈弱酸性，这不利于唾液淀粉酶发挥作用，从而影响食物的消化。经治疗后，唾液淀粉酶趋于正常的同时，唾液 pH 值也由弱酸变为弱碱，二者在消化功能方面是否存在某种相关性有待进一步探讨。同时也提示我们，唾液 pH 值异常可能伴有脾胃功能的不足，因此通过测定唾液 pH 值，间接推测脾胃功能，可为临床确定调理脾胃的治法提供客观依据。

唾液蛋白量与中医“证”的关系的研究，目前国内报道不多，本文结果提示肺脾气虚咳嗽患儿唾液蛋白量低于正常儿，治疗后升高，其机理可能与肺脾气虚、气血不足、蛋白合成低下有关。有研究者认为交感神经兴奋能降低唾液分泌量而增加蛋白含量，副交感神经兴奋则相反，肺气虚、脾气虚均有不同程度的副交感神经亢进，其唾液蛋白减少可能与此有关。经治疗后，肺脾气虚有所改善，唾液蛋白量也升高，提示唾液蛋白与肺脾气虚有一定联系。临床可作为诊断本证及治疗效果的客观指标之一。

（三）唾液 IgA、IgG

唾液免疫球蛋白（Ig）在不同程度上反映了局部和全身的免疫状况，唾液 IgA 降低与肺脾气虚可能有一定联系。有人曾对呼吸道易感儿用免疫增强剂治疗前后的唾液 IgA 作了观察，结果表明，治疗前唾液 IgA 低于正常儿，治疗后升至正常儿水平，并认为唾液 IgA 降低是呼吸道反复感染的因素之一。因此，对肺脾气虚慢咳患儿通过检查唾液 IgA 来了解其抗病能力，指导临床治疗，具有一定价值。本研究证明患儿唾液 IgG 与正常儿无明显差异，这与本证患儿血 IgG 明显降低不一致，其机理有待探讨。

（四）血免疫功能及血红蛋白

卫气为肺所主，具有温分肉、充皮肤、肥腠理、司开合的作用。卫气充则皮毛柔活，肌肤润泽，腠理固密，抗病能力强；肺卫失和则皮毛憔悴，腠理疏松，表卫不固，抗病能力下降，从而易受外邪而出现呼吸道感染。卫气的这一功能与现代医学免疫功能意义相近。卫气虽为肺主，实由脾生，故肺脾气虚必致卫气失固，卫气属人体正气的范畴，正气的强弱可从舌质上反映出来。脾生血，舌为脾之外候，脾虚血亏，舌失所养，必然出现舌质的变化。本实验表明，淡白舌患儿免疫功能最低，暗红舌稍强，淡红舌患儿免疫功能较好。血红蛋白淡白舌患儿最低，暗红舌相对较高，淡红舌患儿居中。经补肺健脾散治疗后，除暗红舌治疗前后血红蛋白变化不显著外，三组不同舌质患儿的血免疫功能各指标及淡白舌、淡红舌患儿血红蛋白治疗后均有显著提高。

现代医学的免疫功能与血红蛋白，大体上属中医气血的范畴，因此通过不同舌质来了解卫气与血的盛衰，可以指导临床采取补肺固卫、健脾和营的治疗方法，对指导临床治疗本证有一定价值。

（五）甲皱微循环

肺朝百脉，主一身之气，脾统血，具有调节血液在血脉中运行的功能，百脉实际上包括了现代医学微循环的内容，因此肺脾气虚将导致百脉及血液循环的变化，这些变化必将在舌质上有所反应。现代医学表明，肺脏具有调节微循环的作用，有资料表明，5- 羟色胺具有收缩血管的作用，它在肺中灭活，肺脏对其灭活功能与否将直接关系血中 5- 羟色胺的浓度，从而通过对血管的作用而影响微循环变化。另外，血管紧张素Ⅱ具有收缩血管的作用，它由血管紧张素Ⅰ通过肺循环时合成。自主神经也对血管起支配作用，而肺脾气虚多有自主神经的功能紊乱，从而使微循环发生异常。脾虚日久，营养不良而导致贫血，也会使微循环充盈不良，久则发生管袢的改变。观察结果表明，本证患儿均有程度不同的血流缓慢、血色变暗，此为气虚血滞所致。管袢出血为气不摄血之故；管袢数目减少也为肺脾气虚，百脉失约，脉络异常所致，从患儿不同舌质分析，暗红舌微循环以瘀血、管袢出血较突出；淡白舌以管袢数目减少较突出，也有程度不同的瘀血、出血表现；淡红舌患儿有上述改变，但较轻，经治疗后，上述改变均有明显好转。以上结果表明，肺脾气虚咳嗽患儿存在程度不同的气虚血滞表现，且不同舌质有程度上的不同，这对指导临床根据不同舌质益气活血具有一定意义。

四、小结

本文对 50 例肺脾气虚咳嗽患儿进行了实验治疗观察，结果表明，患儿均有唾液淀粉酶活性偏低（加负荷后）、唾液 pH 值呈弱酸性、唾液蛋白偏低、唾液 IgA 降低、血免疫功能及血红蛋白低下、微循环有程度不等血瘀及管袢数目减少，且血免疫功能、血红蛋白，微循环与舌质颜色有密切关系。经补肺健脾散治疗后上述改变均有明显好转。以上各指标可作为诊断本证的参考依据，提示治疗本证时要以补肺健脾为本，兼以益气活血、止咳祛痰，注重把握病机，据舌用药，以达到较好的治疗效果。

第六节
柔肝运脾法治疗小儿厌食症临床观察

◎ 梁佐利 高树迎

对肝旺脾虚型厌食症患儿运用中医柔肝运脾法进行治疗，并与常规西医治疗进行对比观察，通过观察小儿的食欲、食量的变化，探讨柔肝运脾法对小儿厌食的治疗效果。

一、临床资料

120 例病例均为临沂市某医院儿科 2012 年 6 月—2013 年 7 月住院和门诊就诊的患儿，以就诊先后随机分为治疗组和对照组各 60 例，年龄在 5 ~ 15 岁，所有病例据符合中西医诊断标准，并经纳入和排除标准筛选合格者，并进行随机抽样和随机分组。两组年龄、性别、病情等情况无显著性的统计学差异（$P > 0.05$），具有可比性。

西医诊断标准：长期食欲不振，见食不贪，食量较病前减少 1/3 以上，发病最短时间为 2 周以上，排除其他系统疾病；体质量增长停滞或减轻，有不良食欲习惯或喂养不当史[1]。中医证候诊断标准：小儿厌食症肝旺脾虚型参照《中医病证诊断疗效标准》[2]中厌食证分型标准，即厌食或拒食，面色苍白，性躁易怒，好动多啼，咬齿磨牙，便溏溲少，舌光苔净，脉细弦。

二、治疗观察方法

治疗组用苍芍消食方治疗。药物组成：苍术 9 g，白芍 10 g，鸡内金 10 g，六神曲 15 g，陈皮 9 g，莱菔子 9 g，山药 10 g，山楂 10 g，连翘 10 g。每天 1 剂，水煎分早晚两次空腹服用。由本院煎药房统一熬制，装成每袋 120 mL。7 天为 1 个疗程，观察 2 个疗程。

对照组用西药枯草杆菌、肠球菌二联活菌多维颗粒剂（妈咪爱，批号S20020037），每次1袋，每天2次。葡萄糖酸锌口服液，每次10 mL，每天3次。

观察指标及评分标准：主要观察食量和食欲的改善情况。食量减少程度：正常0分；轻度为2分，食量略减较正常少1/3左右；中度为4分，食量减少较正常少1/2左右；重度为6分，食量减少较正常少2/3左右。食欲减退程度：正常0分；轻度为2分，食欲略减、知饥少食；中度为4分，食欲减退较多、不饥勉强进食；重度为6分，食欲大量减退、每餐进食很少、不饥少食。

数据分析：计数资料用χ^2检验，计量资料用t检验，数据以均数 ± 标准差（$\bar{x} \pm s$）表示，等级资料用*Ridit*分析。取α = 0.05、α = 0.01为检验水准。

三、疗效标准[3]

治愈：症状完全解除，食欲与食量恢复到正常水平，症状积分下降率为100%。显效：症状基本解除，食欲明显恢复，食量恢复到正常水平的75%，症状积分下降率≥70%。有效：食欲有改善，食量有所恢复，但未达到正常量的75%，症状积分下降率≥30%。无效：食欲与食量无明显改善或有所加重，症状积分下降率不足30%。

四、治疗结果

两组综合疗效比较，治疗组60例临床治愈20例，显效20例，有效12例，无效8例，总有效率86.67%；对照组60例临床治愈4例，显效22例，有效6例，无效28例，总有效率53.33%。经*Riddit*分析两组临床疗效差异比较有极显著的统计学意义（$P = 0.004 < 0.01$）。

治疗组、对照组食量、食欲评定等级与比较见表1.6.1，经*Riddit*分析，食欲减分值两组比较$U = 1.99$（$P < 0.05$），食量减分值比较$U = 2.13$（$P < 0.05$），治疗组疗效均优于对照组。

表 1.6.1　两组食量、食欲评定等级与比较（n）

指标	组别	正常	轻度	中度	重度
食量	治疗组（$n=60$）	34	18	4	4
	对照组（$n=60$）	20	16	22	2
食欲	治疗组（$n=60$）	40	10	6	4
	对照组（$n=60$）	34	18	8	0

五、讨论

中医学关于肝对脾胃生理病理的影响论述较多，二者关系密切。从生理上，肝主疏泄，主要表现在调畅气机，促进脾胃的运化。从五行上，肝属木，脾属土，肝旺则克脾，脾主运化，肝主疏泄，脾胃不调则会厌食。《万氏家藏育婴秘诀·五脏证治总论》论述小儿“肝常有余，脾常不足”。胡爱国[4]将小儿厌食的病因分为饮食不节、先天不足、多病久病、环境变化、暑湿熏蒸。吴瑞萍等[5]认为应注意小儿进食如贪食巧克力、方便面等垃圾食品，也是导致肝旺的原因。

高树迎教授根据当今小儿饮食习惯、环境等诸因素的变化，对肝脾相关理论提出了新的内容，即现代意义的“肝旺学说”，对肝旺脾虚型小儿厌食患者的治疗有较现实的指导意义。他认为小儿肝常有余、阳常有余，最易导致肝旺，肝旺则克脾，容易引起小儿厌食症；随着生活水平的提高，使用电视电脑等时间过久，久视则伤血，阴血伤则肝旺，肝旺则克脾而致厌食；饮食不节，加工类、含添加剂类食品食用过多，易生内热，内热伤阴，亦导致肝旺；过早教育或学习压力大，则易致肝郁，肝旺导致厌食；过度溺爱，稍有所欲不遂，动辄发怒哭闹，怒而伤肝，肝病及脾而致厌食；抗生素、皮质激素等药物不合理使用，会引起小儿烦躁、失眠、多动、易惊等肝旺症状，肝旺则克脾，而致厌食。由于现代社会生活环境、饮食、教育方式等的改变，肝旺对脾的影响作用较以往任何时候都更大，因此调肝理脾是治疗小儿厌食症的重要方法之一。

基于以上原因，故该研究采用柔肝运脾法治疗小儿厌食，拟苍芍消食方，以苍术为君药，具有芳香醒脾化湿之功，主在化湿醒脾，以助脾运。江育仁[6]治疗厌食善用苍术，并提出治疗厌食贵在运脾而不在补脾，苍术芳香醒脾、化湿助运，为运脾的代表药物。白芍养血柔肝、疏理气机、敛阴，在此主要取柔肝以治肝旺为臣药。二者一柔一运，柔肝而运脾。鸡内金消食健胃助消化，六神曲健脾和胃，消食调中，辅佐苍术健脾理气。莱菔子消食降气，山楂消食化积，陈皮理气健脾，山药健脾胃，共为佐药，有健脾通调气机的作用。厌食日久会滋生湿热，另加使药连翘以清热和中。综观全方，具有柔肝运脾、消食清热之功。同时嘱家长注意改变小儿的不良生活习惯，如过度贪玩电脑、玩手机、看电视等，少吃肥甘厚味、添加剂太多的食品，多做室外活动，减少学习压力，合理使用抗生素、皮质激素类药物，等等，这样才能起到标本兼治的效果。

参考文献

[1] 吴瑞萍，胡亚美，江载芳. 诸福棠实用儿科学［M］. 北京：人民卫生出版社，1996：235.

[2] 国家中医药管理局. 中医病证诊断疗效标准［M］. 南京：南京大学出版社，1994：290.

[3] 郑筱萸. 中药新药临床研究指导原则（试行）［M］. 北京：中国医药科技出版社，2002：267.

[4] 胡爱国. 小儿厌食病因病机探讨［J］. 河南中医，2004，24（5）：58.

[5] 吴瑞萍，胡亚美，江载芳. 诸福棠实用儿科学［M］. 北京：人民卫生出版社，1996：1230.

[6] 江育仁. 脾健不在补贵在运［J］. 中医杂志，1983，24（1）：4.

第二章
验方治病

人云：读书三年，便谓天下无病可治。治病三年，便谓天下无方可用。读书难，读医书尤难，读医书得真诠则难之又难。用药如用兵，用医如用将。世无难治之病，有不善治之医；药无难代之品，有不善代之人。古人言“人之所病，病疾多，而医之所病，病道少”。

然千方易得，一效难求。

近代经方大家曹颖甫以擅用经方而闻名，医学衷中参西录的作者张锡纯则是用自拟方、经方、时方、验方、单方、秘方灵活运用的典范。中医讲辨证施治，强调因时因地因人而给予不同的方药。同一临床表现，人不同，地不同，时不同，治疗方法也就不同。所以说：经方极可贵，时方有妙用，验方治专病，秘方治顽症，单方治大病。临证不可拘于经方时方之执，应加减增损，经方时方配合，变古方之制为我所用，或参酌数方之意为一方，或综合单方，验方而组成新方，反复实践，方能临证用方得心应手。

经方、验方是由历代著名医家在治病过程中总结出来的处方用药。进一步地说，经方特指张仲景《伤寒杂病论》的方，如治疗肾阴阳虚的肾气丸，治疗脾胃虚寒的理中丸，治疗大便不畅的麻子仁丸，治疗湿热黄疸的茵陈蒿汤等；而验方则是特指张仲景之后历代医家所创造的处方，如治疗肾阴虚的六味地黄丸，治疗心阴虚的天王补心丹，治疗肝郁血虚的逍遥丸，治疗气血两虚的八珍汤等。经方、验方的最大特点是由经验总结上升到理论指导，进而指导临床实践，形成了中医处方用药理论体系。

第一节
白虎汤加味治疗小儿病毒性脑炎36例

◎ 唐传锋　高树迎

一、临床资料

选取2011年6月~11月在临沂市某医院儿科住院的病毒性脑炎患儿72例，随机分为治疗组和对照组，每组各36例。治疗组男性21例，女性15例；年龄最小8个月，最大14岁，平均（5.3±4.7）岁；病程最短5天，最长20天，平均（14.55±3.62）天。对照组男性20例，女性16例；年龄最小1岁，最大13岁，平均（6.2±5.5）岁；病程最短4天，最长23天，平均（15.06±4.53）天。两组一般情况比较差异无统计学意义（$P>0.05$），具有可比性。

二、治疗方法

对照组给予20%甘露醇，用量为每千克体重1 g，每天2次，利巴韦林每千克体重10 mg加入5%葡萄糖100~150 mL，静脉滴注。治疗组在对照组基础上给予白虎汤加味治疗：生石膏20 g，黄连6 g，黄芩9 g，郁金9 g，知母9 g，金银花、连翘各9 g，石菖蒲5 g，甘草3 g，板蓝根15 g，水牛角6 g，薄荷6 g（后下）。水煎服，每天1剂，水煎分两次早晚服用，7天为1个疗程，共治疗2个疗程。

三、疗效评定标准

治愈：两个疗程后症状及体征消失80%以上。显效：症状和体征改善60%以上。有效：症状和体征改善35%以上。无效：症状和体征无变化。

四、统计学方法

应用SPSS 16.0统计软件对数据进行处理，计量资料以均数 ± 标准差

（$\bar{x} \pm s$）表示，两组之间比较采用成组 t 检验，$P < 0.05$ 为差异有统计学意义。

五、结果

（一）两组临床疗效比较

两组临床疗效比较结果见表 2.1.1，治疗组总有效率为 91.6%，高于对照组的 66.6%，差异有统计学意义。

表 2.1.1　两组疗效比较（n）

组别	治愈	显效	有效	无效
治疗组（$n = 36$）	6	14	13	3
对照组（$n = 36$）	3	9	12	12

（二）主要症状、体征消失时间比较

主要症状、体征消失时间比较结果见表 2.1.2。

表 2.1.2　两组症状、体征消失天数比较（$\bar{x} \pm s$）

组别	症状消失天数	体征消失时间天数
治疗组（$n = 36$）	3.86 ± 0.58	$14.15 \pm 0.35^*$
对照组（$n = 36$）	6.12 ± 0.43	6.32 ± 0.78

* 与对照组比较 $P < 0.05$。

六、讨论

病毒性脑炎是小儿常见的中枢神经系统感染性疾病，亦是小儿急性脑损伤的主要致病原因[1]。病理改变主要为脑实质的炎性改变，表现为神经元或神经胶质细胞等脑细胞变性、坏死，而其疾病的转归则与脑损伤后中枢神经的再生与修复有关[2]。小儿病毒性脑炎属于中医痉病、温病、暑温等范畴。中医学认为，本病多因湿热或湿热病邪外袭、逆传心营所致，按卫气营血辨证治疗具有较肯定的临床效果[3]。主要病机为邪犯卫气兼痰热阻窍，症见突然发热，面色红赤，微恶风寒或但热而不恶寒，自汗出，唇红略干，头痛项

强，嗜睡，口渴喜饮，恶心呕吐，四肢躁动，大便燥结，小便短赤，舌苔白黄或黄厚而干，脉浮数或洪数，指纹浮露色红或深红或青紫，透达气关。治宜清气透热，芳化透邪，化痰开窍。本病发病关键为邪气痰热蒙蔽清窍，治疗主要以白虎汤加味使邪有出路，毒泻热减。方中石膏一味能辛透邪热、甘化阴液、寒清热邪；知母性寒，味苦甘，苦降热、甘化阴、寒、清热；黄连、黄芩、水牛角清心火；金银花、连翘、薄荷透邪出表；板蓝根清热解毒；郁金、石菖蒲配石膏化痰开窍，甘草调和诸药。诸药相伍为辛凉重剂，可达热出表、生津保津、化痰开窍。辨证准确、用药对证，再结合西医常规治疗，最终疗效优于对照组。

参考文献

[1] 胡亚美，江载芳．诸福棠实用儿科学［M］.7 版．北京：人民卫生出版社，2002：759-763.

[2] 朱铺连．脑损伤的恢复和修复［J］. 中国康复理论与实践，2004，10（7）：385-386.

[3] 张俊文．散发性脑炎的中西医结合治疗［J］. 中西医结合杂志，1984，4（6）：347.

第二节

宣化解毒饮治疗小儿手足口病临床观察

◎ 毕艳秋　高树迎

手足口病（hand foot and mouth disease，HFMD）是全球性传染病，以夏、秋季多见，是由肠道病毒引起的发疹性传染病，多发生于 5 岁以下儿童，临床以手、足、口腔、臀等部位发生丘疹、疱疹为特征。少数重症患儿可合并心肌炎、肺水肿、脑膜脑炎，甚或危及生命[1]。现将临沂市某医院儿科

2007—2008 年治疗手足口病 110 人的临床观察分析如下。

一、临床资料

（一）一般资料

本研究中手足口病患儿共 110 例，均为住院患者，随机分为两组，观察组 60 例，男 32 例，女 28 例，年龄 1 ~ 5 岁，平均 2.5 岁；对照组 50 例，男 22 例，女 28 例，年龄 1.2 ~ 4.5 岁，平均 2.6 岁；两组资料差异无统计学意义（$P > 0.05$）。

（二）临床表现

观察组 60 例：发热 52 例，其中 37.5 ~ 38℃共 33 例,38.1 ~ 39℃共 18 例，39.1 ~ 40℃共 1 例；手部皮疹 56 例，足部皮疹 53 例，口腔皮疹 58 例，肛周皮疹2例，膝部皮疹1例；恶心、拒食、流涎49例。对照组50例：发热43例，其中 37.5 ~ 38℃共 27 例，38.1 ~ 39℃共 15 例，39.1 ~ 40℃ 1 例；手部皮疹 46 例，足部皮疹 44 例，口腔皮疹 48 例，肛周皮疹 2 例；恶心、拒食、流涎 41 例。两组资料的差异无统计学意义（$P > 0.05$），具有可比性（初诊即有并发症患儿均不在本研究之列）。

（三）辅助检查

外周血白细胞升高，中性粒细胞不高，淋巴细胞增多：观察组 24 例，对照组 20 例；外周血白细胞不高，中性粒细胞不高，淋巴细胞增多：观察组 12 例，对照组 10 例；外周血白细胞不高，中性粒细胞升高：观察组 20 例，对照组 16 例。两组资料之间的差异无统计学意义（$P > 0.05$）。

二、研究方法

（一）诊断标准

符合本病流行病学特征；发热，多表现为中等发热，可无热，偶有高热；皮疹，以手、足、口等部位丘疹疱疹为特征，基底绕有红晕，口腔内疱疹可先于或与手足部皮疹同时发生并很快破溃形成溃疡，部分病例丘疱疹可出现在臀部、膝关节等部位[2]。

（二）治疗方法

西医治疗参考《手足口病及其并发症治疗指导原则》。对照组：给予利巴韦林 10 ~ 15 mg/（kg·d），维生素 C 100 ~ 150 mg/（kg·d），加入 10% 葡萄糖溶液中静脉滴注，每天 1 次，同时应用干扰素，合并细菌感染者予适当抗生素；观察组在对照组治疗基础上同时服用宣化解毒饮，药用：柴胡 10 g，金银花 20 g，滑石 10 g，藿香 6 g，大青叶 12 g，荆芥 6 g，蝉蜕 9 g，黄芩 9 g，甘草 6 g，上方经水煎浓缩至 100 mL，加蔗糖 5 g，按 5 mL/（kg·d），分 2 次口服。

（三）疗效标准

显效：2 天内体温正常，一般状态好转，3 天内不流涎，能进食，正常玩耍。有效：3 天内体温正常，一般状态好转，5 天内不流涎，能进食，正常玩耍。无效：治疗 4 天仍发热，流涎，进食受限，口腔黏膜充血，溃烂明显，或细菌感染。[3]

（四）统计学方法

所有计量资料数据以均数 ± 标准差（$\bar{x} \pm s$）表示；发生率用百分比（%）表示；两组间差异比较采用 χ^2 检验；两样本均数比较采用 t 检验。应用 SPSS 11.5 统计软件统计分析，$P < 0.05$ 表示有统计学意义。

三、研究结果

（一）两组治疗后临床症状消退时间及痊愈时间比较

两组治疗后临床症状消退时间（天）及痊愈时间（天）比较结果见表 2.2.1。两组发热消退时间、皮疹消退时间、痊愈时间平均时间比较，观察组优于对照组，经 t 检验，差异均有统计学意义（$P < 0.05$）。

表 2.2.1　两组治疗后主要临床症状消退及痊愈天数［$\bar{x} \pm s$（%）］

组别	发热消退天数	皮疹消退天数	痊愈天数
观察组	2.50 ± 0.90（52）	3.50 ± 1.40（60）	4.00 ± 1.20（60）
对照组	3.40 ± 1.10（43）	4.30 ± 2.30（50）	5.10 ± 1.80（50）

（二）两组治疗后疗效比较

两组治疗后疗效比较结果见表2.2.2。两组疗效对比，观察组有效率为96.7%，对照组有效率为84%，观察组优于对照组，$\chi^2=8.13$，$P<0.05$，差异有统计学意义。

表2.2.2 两组治疗后疗效（*n*）

组别	显效	有效	无效
观察组（$n=60$）	33	26	1
对照组（$n=50$）	20	22	8

（三）治疗过程中出现并发症比较

观察组无效1例，应用抗生素治疗后痊愈；对照组中6例抗生素治疗后痊愈，2例并发脑炎，对症治疗、给予大量丙种球蛋白及糖皮质激素、脱水剂后痊愈。

四、讨论

手足口病是全球性传染病，自20世纪80年代初以来，我国已有多次大规模流行并造成人员伤亡。该病传播途径广，潜伏期2～7天，突然起病，主要表现为手、足、口、臀四个部位的皮肤出现丘疹、疱疹；皮疹特点为具有不痛、不痒、不结痂、不留疤的特征，俗称“四不像”。目前尚无疫苗和特效治疗药物。本研究根据该病发病季节、临床特点，采用中西医结合方法，连续2年来无一例死亡，取得满意疗效。

根据其突然性、暴发性、季节性及极强的传染性和流行性特点，此病属中医“温病”中的“瘟疫”范畴。病机为小儿阳常有余，中焦脾胃蕴积湿热，复感疫毒，内外合邪，热蕴于内，毒发于外，故见皮疹。脾属土，司运化，主四肢肌肉，故中焦湿热疫毒易达于四肢手足而见手足皮疹；湿热下注，则肛周皮疹；脾开窍于口，足太阴脾经上行挟咽，连舌本，散舌下，中焦热毒上攻于窍，故口见皮疹。如《难经·五十八难》载“温病之脉，行在诸经，不知何经之动也，各随其经所在而取之”。

根据以上病机，以导师高树迎教授所拟方宣化解毒饮治疗典型病例，以达到清化湿热、解毒透疹的目的。方中柴胡、金银花、荆芥、黄芩、大青叶宣毒透疹解毒，其中大青叶善解疫毒、化斑、透疹；滑石、藿香化湿和中；甘草益气补中，清热解毒，调和药性。方中荆芥、黄芩清化解毒，使湿毒散于上；藿香宣化和脾，湿化于中；滑石、甘草利湿下行，湿渗于下，共奏清化湿热，解毒透疹之功。此方祛邪不伤正，使邪祛正安。在2年来的临床治疗中，采用中西医结合方法，在该地区，此病流行期间共治疗数百例，结果显示具有退烧快、并发症发生率降低的特点，无一死亡病例，并取得满意效果，充分显示了中西医结合在病毒性感染性疾病治疗中的作用及发展前景。

参考文献

[1] 汪受传，张奇文．中医儿科学［M］．北京：中国中医药出版社，2005：202-205.
[2] 管恩本，张珍竹．更昔洛韦联合炎琥宁治疗小儿手足口病的效果［J］．齐鲁医学杂志，2008，4：321-322.
[3] 孙传兴．临床疾病诊断依据治愈好转标准［S］．2版．北京：人民军医出版社，1998：172.

第三节

咳喘冲剂治疗小儿慢性支气管炎61例临床研究

◎ 侯芳　李云亮　高树迎

小儿慢性支气管炎为儿科常见病，多伴有营养障碍及免疫功能低下，易反复发作。近年来，随着环境及生活习惯因素的变化，该病的发病率有不断增高的趋势。该病患儿大多因长期使用抗生素而产生耐药，因此中医治疗该病具有一定优势。该病属中医内伤咳嗽的范畴，病位主要在肺，但往往与心肝血虚、心火、肝旺、脾虚、肾亏、气血不足等全身脏腑气血均有关系。传统的治疗方法以治肺为主，兼补脾肾，经过长期的临床观察及理论探索，该研究提出了以治肺为主，兼调理五脏全身气血的新的治疗原则，经过61例患儿临床观察与实验研究，证明该方法除具有良好地控制咳、痰、喘症状外，还有提高食欲、纠正贫血、提高免疫功能、升高血中微量元素Zn、Fe、Ca的作用。达到了标本同步治疗、减少复发的效果，现报道如下。

一、临床资料

病例来源与分组：全部病例均来源于本院门诊及住院患儿，将116例患儿随机分为观察组（61例）及对照组（55例）。观察组男38例，女23例：年龄3～6岁30例，7～10岁20例，11岁及以上11例：病程2～3年40例，4年及以上21例。对照组男35例，女20例；年龄3～6岁26例，7～10岁18例，11岁及以上11例；病程2～3年35例，4年及以上20例。以上经统计学处理，两组在年龄、性别、病程方面差异均无显著的统计学意义，具有可比性。诊断标准：以《实用儿科学》慢性支气管诊断标准为依据[1]。

二、治疗方法

（一）中医疗法

予咳喘冲剂，药用：炙麻黄3 g，杏仁、桔梗各6 g，半夏3 g，细辛0.5 g，黄芩6 g，白术4 g，白芍6 g，当归3 g，黄芪10 g，麦门冬6 g，炙甘草4 g，蛤蚧0.5 g。按上药比例将药物浸制浓缩成浸膏，加入葡萄糖、乳糖赋形剂烘干制成细颗粒状，按每袋含原生药20 g包装。由本院制剂中心制作。

咳喘冲剂的临床功效：宣肺平喘、止咳化痰、健脾补肺、益气养阴、柔肝清心、补肾固本、调理气血，即具有宣肺止咳、化痰平喘、兼调理全身脏腑气血的作用。

使用方法：3～6岁，0.5包/次，每天2次；7～10岁，1包/次，每天2次；11岁及以上，1.5包/次，每天2次，连服2个月。

（二）西医治疗

咳喘缓解期口服转移因子胶囊，3～6岁，1粒/次，每天2次；7岁及以上，

1 粒 / 次，每天 3 次。急性感染期加用抗生素、西药止咳、平喘、化痰药物，疗程 2 个月。观察组用咳喘冲剂治疗，对照组用西医治疗。

三、疗效判定标准与结果

痊愈：经治疗后咳、痰、喘消失，观察 2 年以上无复发者；显效：经治疗，咳、痰、喘减轻，或阶段性消失，观察 2 年以上，累计每年发作时间不足 1 个月者；好转：经治疗，咳、痰、喘减轻，或阶段性消失，观察 2 年以上，累计每年发作时间不足 2 个月者；无效：经治疗，病变无变化，每年累计发作仍在 2 个月以上，且 2 年以上无好转者。

（一）临床疗效

观察组治愈率为 86.9%，对照组为 54.5%，两组经 χ^2 检验，$\chi^2=30.5$，结果显示疗效有非常显著的统计学差异（$P<0.01$）。

（二）两组治疗后食欲变化比较

观察组经治疗后能明显提高食欲，从而促进营养，与对照组相比，差异有非常显著的统计学意义（$P<0.001$）。

（三）观察组治疗前后血微量元素的变化

观察组治疗前后血微量元素的变化见表 2.3.1。治疗前，血中 Zn、Fe、Ca 均偏低，治疗后，均有不同程度的提高，Zn、Fe 治疗前后差异具有显著的统计学意义（$P<0.01$），Ca 治疗前后的差异无统计学意义（$P>0.05$）。

表 2.3.1　观察组治疗前后微量元素比较（$\bar{x}\pm s$）

组别	血微量元素 / （$\mu mol\cdot L^{-1}$）		
	Zn	Fe	Ca
治疗前（$n=61$）	9.21 ± 1.26	8.66 ± 0.56	2.02 ± 0.25
治疗后（$n=55$）	13.32 ± 1.58	12.82 ± 2.11	2.52 ± 0.21

（四）观察组治疗前后血红蛋白的变化

观察组治疗前血红蛋白为（105.2 ± 12.12）g/L，治疗后血红蛋白为（125.3 ± 11.11）g/L。血红蛋白治疗前后差异具有显著的统计学意义，治疗后血红蛋白含量显著提高。

（五）观察组治疗前后免疫球蛋白的变化

观察组治疗前后免疫球蛋白的变化见表 2.3.2。经治疗，IgA、IgG 提高明显，与治疗前比较，差异有显著的统计学意义（$P<0.05$），IgM 治疗后有提高，但差异无统计学意义（$P>0.05$）。

表 2.3.2　观察组治疗前后 IgA、IgG、IgM 比较（$\bar{x}\pm s$）

组别	血免疫球蛋白 /（$mmol\cdot L^{-1}$）		
	IgA	lgG	IgM
治疗前（$n=61$）	7 200 ± 2 310	1 150 ± 350	620 ± 150
治疗后（$n=55$）	9 400 ± 2 800	1 420 ± 380	630 ± 170

四、讨论

小儿慢性支气管炎与成人在发病机理及治疗方法上存在一定差异，成人慢性支气管炎多与肺、脾、肾有关，小儿则与之不同，除与肺、脾、肾有关外，还与全身脏腑气血有关，依据有四：①肺朝百脉，也即百脉连于肺，百脉均与脏腑相通，故全身脏腑气血的变化均可引起肺的变化；②肺主气，主呼吸之气，呼吸之气与水谷之气积于胸中即为宗气，而宗气贯心脉，流行全身，故全身脏腑气血与宗气、肺气密切相关；③从小儿生理、病理分析，小儿“肝常有余，脾常不足”“心常有余，肺常不足”“肾常虚”，心、肝火旺，肺、脾、肾不足，均与小儿慢性咳、痰、喘证反复发作有密切关系；④从临床长期实践观察到的该病临床表现看，小儿慢性支气管炎患儿除咳、痰、喘外，常伴有厌食、多汗、乏力、口舌生疮，多动易惊、面色不华，鸡胸、方颅等改变，也说明该病与全身脏腑气血有关。

基于上述认识，笔者调整了以往的治疗方法[3]，采用了以宣肺平喘、化痰止咳，兼全身脏腑气血调理的方法，创咳喘冲剂，方中麻黄、杏仁、细辛、桔梗、半夏宣肺降气、止咳化痰；黄芪、白术、甘草补肺脾之气以除生痰之源；白芍、当归柔肝养阴以防木旺侮金；甘草、麦门冬、当归清心火、养心阴；蛤蚧补肾固本。全方具有标本同治、局部治疗与全身脏腑气血调理相互为用的特点，使标本同步治疗，与以往发作期治标，缓解期治本的方法相比，该方法更适用于小儿咳喘症的治疗。洪广祥教授曾讲到："扶正在治疗内伤咳嗽要贯穿治疗的整个过程。"其精神与该疗法相吻合。通过临床观察及实验结果，说明该方法不但能止咳、平喘、化痰，而且还具有提高食欲，纠正贫血，提高免疫功能，升高血中微量元素等作用，也从临床证明了该方具有全身脏腑气血调理的作用。

咳喘冲剂经急性毒性实验，用 200% 咳喘冲剂稀释剂给小白鼠灌胃，每 6 h 进行 1 次，连续观察 7 天，当最大耐受量为小鼠每千克体重耐受大于 120 g 生药、耐受倍数为正常小儿用量的 100 倍时，未见动物死亡及其他异常反应，表明该药在正常剂量下安全、无毒。

参考文献

[1] 胡亚美，江载芳 . 诸福棠实用儿科学 [M]. 7 版 . 北京：人民卫生出版社，2002.
[2] 慢性支气管炎临床诊断及疗效判断标准 [J]. 中华结核和呼吸杂志，1980，3(1)：61-62.
[3] 高树迎 . 保肺片治疗肺脾两虚咳喘证的实验观察及疗效分析 [J]. 山东中医杂志，1995，14(7)：297-298.

第四节
保肺片治疗肺脾两虚咳喘证的实验观察及疗效分析

◎ 高树迎　任广来

呼吸系统疾病是小儿时期的常见病，据统计约占门诊患儿总数的 60% 以上[1]，而咳喘证又是小儿呼吸道疾病较为常见的一种，本病的发生主要由于肺脾两虚，气血不足，卫外功能失固，免疫功能下降所致。为此，对 20 例肺脾两虚咳喘证患儿作了保肺片治疗前后免疫球蛋白（Ig）、补体 C_3、淋巴细胞转化率（LTT）及血红蛋白（Hb）量的观察及临床疗效分析，并以固本咳喘片作为对照，总结如下。

一、临床资料

观察组：共20例患儿，其中男性11例，女性9例，年龄3～6岁，均为门诊就诊的患儿；其中支气管炎17例，支气管哮喘3例。对照组：共22例患儿，其中男性11例，女性11例，年龄范围同观察组，均为门诊就诊的患儿；其中支气管炎19例，支气管哮喘2例，慢性扁桃体炎急性发作1例。诊断标准以1986年全国中西医结合会议所拟《中医虚证辨证参考标准》为依据[2]。

二、治疗方法

观察组使用保肺片治疗，3岁以下3 g/次，3岁以上4.5 g/次，每天2次，连服2个月。对照组使用固本咳喘片治疗，每次3片，每天3次，连服3个月。

三、实验室方法

受检者于早晨8：00～9：00取静脉血，免疫球蛋白测定采用琼脂扩散法；补体C_3采用单向免疫扩散技术；LTT采用微量全血培养法，形态计数200个淋巴细胞，并计算其转化百分比；血红蛋白测定采用目视比色法。

四、结果

血清IgG：治疗前两组间差异无统计学意义（$P > 0.05$），治疗后各组均较治疗前明显提高（均$P > 0.01$）。治疗后比较两组间差异无统计学意义（$P > 0.05$）。

血清IgA：治疗前两组间差异无统计学意义（$P > 0.05$），治疗后均较治疗前明显提高（均$P < 0.01$），治疗后保肺片组明显高于固本咳喘片组（$P < 0.01$）。

血清IgM：治疗前两组差异无统计学意义（$P > 0.05$），治疗后两组均较治疗前有明显提高（$P < 0.01$），治疗后组间比较差异无统计学意义

（$P>0.05$）。

补体 C_3：治疗前两组差异无统计学意义（$P>0.05$），治疗后较治疗前各组均有显著提高（均 $P<0.01$），治疗后组间比较差异无统计学意义（$P>0.05$）。

淋巴细胞转化率：治疗前两组差异无统计学意义（$P>0.05$），治疗后各组较治疗前有显著提高（均 $P<0.01$），治疗后保肺片组明显高于固本咳喘片组（$P<0.01$）。

血红蛋白：治疗前两组差异无统计学意义（$P>0.05$），治疗后两组均较治疗前有显著提高（均 $P<0.01$），治疗后组间比较差异无统计学意义（$P>0.05$）。

实验结果见表 2.4.1。

表 2.4.1　治疗前后免疫功能、血红蛋白对比（$\bar{x}\pm s$）

指标		保肺片组（$n=20$）		固本咳喘片组（$n=22$）	
		治疗前	治疗后	治疗前	治疗后
免疫球蛋白（g/L）	IgG	3.435 ± 0.248	5.365 ± 0.101	3.472 ± 0.483	5.480 ± 0.950
	IgA	0.510 ± 0.156	0.797 ± 0.179	0.534 ± 0.159	0.709 ± 0.101
	IgM	0.425 ± 0.071	0.577 ± 0.061	0.414 ± 0.125	0.563 ± 0.158
补体 C_3/（$g\cdot L^{-1}$）		0.295 ± 0.102	0.438 ± 0.091	0.307 ± 0.085	0.442 ± 0.096
LTT/%		37.450 ± 7.150	57.250 ± 6.970	36.590 ± 8.220	51.220 ± 6.350
Hb/（$g\cdot L^{-1}$）		92.500 ± 9.500	100.200 ± 10.100	92.000 ± 9.600	101.100 ± 10.100

五、疗效观察

主要观察了保肺片治疗前、后与肺脾相关的 3 个主要指征的变化。

（一）保肺片对厌食的治疗作用

20 例观察组患儿治疗前均有厌食症状，服用保肺片治疗 2 个月后，患儿厌食症状基本消失，有效率达 100%。有资料表明，本方有提高唾液淀粉酶活性、帮助消化的作用[3]。

（二）保肺片对体重的作用

20例观察组患儿服用保肺片后，随着厌食症状的改善，食量增加，体重均有不同程度的增加，服药2个月后与就诊时体重相比，体重增加为0.9～2 kg，平均体重增加1.3 kg。

（三）服用保肺片前、后患呼吸道感染次数的比较

20例观察组患儿就诊前3个月内患呼吸道感染次数每人平均2.35次，停药后3个月内患呼吸道感染次数每人平均仅0.9次，患儿服药后患呼吸道感染次数明显降低。

六、讨论

肺脾两虚咳喘证的发生主要由肺脾两虚、气血不足、卫外不固所致。卫气虽为肺主实由脾生。卫气的强弱与肺、脾密切相关。卫气充则皮毛柔和，肌肤润泽，腠理固密，抗病能力强；肺卫失和则腠理疏松，卫表失固，抗病力减弱，邪易袭肺卫出现咳喘症；卫气的这一功能与现代医学的免疫功能意义相近；另外脾主运化，为气血生化之源，主肌肉，脾虚则易出现厌食，体重下降。在此中医理论指导下，在微观方面，观察了保肺片治疗本证免疫功能及血红蛋白的变化，并与固本咳喘片作对照，在宏观上主要观察了保肺片治疗前后食欲、体重及呼吸道病发病次数的变化。结果表明，本证经保肺片与固本咳喘片治疗后，在血清IgG、IgA、IgM、补体C_3、LLT、Hb诸方面均明显提高，而对于升高IgA及LLT两项指标，保肺片组明显优于固本咳喘片组。患儿服用保肺片后食欲明显增强、体重增加、呼吸道感染的次数减少。而且保肺片服用时间比固本咳喘片短1个月，说明本方见效快，疗效较可靠。

保肺片主要由黄芪、砂仁、淫羊藿、炒白术、僵蚕、五味子、益智仁组成，综观本方具有健脾补肺、敛精益肾、益卫和营、疏风散邪的功能。本方还有提高唾液淀粉酶活性、改善微循环、增加唾液IgA[4]、改善舌上皮细胞代谢的作用[3]。有研究者报告反复呼吸道感染患儿的唾液中分泌型IgA降低[5]，据此推测，呼吸道中分泌型IgA可能也有降低，本方有提高唾液中

分泌型 IgA 的作用，那么可能对呼吸道局部的分泌型 IgA 也有升高作用；另外，呼吸道上皮细胞的正常代谢是保证呼吸系统正常功能的必要条件之一，有研究者报道支气管炎患者存在支气管纤毛上皮细胞及杯状细胞的损伤，致使痰液潴留，易发生感染[6]，本方有改善舌上皮细胞代谢的作用，使舌上皮细胞角化程度减轻。据此，本方对呼吸道上皮代谢可能有同样的改善作用。本方能够改善微循环及提高唾液淀粉酶活性，可使全身气血通畅，提高消化功能，改善营养状况，改善舌、咽、支气管等局部代谢，局部免疫也就随之增强，通过提高全身免疫和局部免疫，改善消化功能，使肺脾双补，营卫调和，抗病能力增强，从而达到保肺的作用。本证患儿免疫功能低下，血红蛋白降低，可能是肺脾两虚证在微观方面的实质特点之一，据此可作为临床诊断本证的客观依据，为诊断本证提供微观上的客观指标。

参考文献

[1] 沈晓明，王卫平．儿科学［M］. 北京：人民卫生出版社，1979.

[2] 沈自尹，王文健．中医虚证辨证参考标准［J］. 中西医结合杂志，1986（10）：598.

[3] 高树迎．小儿肺脾气虚咳嗽证舌象、唾液生化研究［J］. 山东中医学院学报，1989，13（6）：5-8.

[4] 高树迎．小儿肺脾虚咳证舌象及舌苔细胞学的初步观察［J］. 山东中医学院学报，1988，12（3）：50-51.

[5] 刘天姣，刘严庄，罗智民，等．呼吸道易感儿免疫增强剂治疗前后唾液 SIgA 水平观察（摘要）. 中华儿科杂志，1984（1）：14.

[6] 首次全国“慢阻肺”学术会议论文摘要［J］. 山东中医学院学报，1991，15（6）：61-62.

第五节
刺蒺藜煎汤外洗治疗小儿秋季腹泻 60 例

◎ 高树迎

秋季腹泻是小儿常见的肠道疾病，婴幼儿发病率较高。笔者根据本地民间验方，用刺蒺藜煎汤外洗下肢治疗本病 60 例，疗效满意，现报告如下。

一、临床资料

（一）观察对象

本组患儿 60 例，其中男性 35 例，女性 25 例。年龄＜1 岁 40 例，1 岁≤年龄＜2 岁 10 例，年龄≥2 岁 10 例。60 例中，重度脱水 3 例，中度脱水 20 例，轻度脱水 30 例，无明显脱水者 7 例。诊断标准参照婴幼儿腹泻防治方案[1]。

（二）观察方法

将观察患儿随机分成 2 个组：中药外洗组（30 名）和西药抗生素组（30 名），分别从发烧、腹泻、腹胀恢复正常所需时间进行比较。

二、治疗方法

全部观察患儿凡有脱水表现者均采用输液治疗，以调整水电解质平衡。西药抗生素组使用庆大霉素或氨苄青霉素；中药外洗组使用刺蒺藜煎汤外洗。具体方法是：2 岁以内患儿取刺蒺藜 30 ~ 40 g，2 岁及 2 岁以上取 40 ~ 60 g，加水煎至 500 mL 左右，温洗双下肢膝以下部位，并不断搓揉足底、足背腓肠肌，汤洗时间每次 15 ~ 20 分钟，水温以能耐受为度，每天早晚各 1 次。

三、观察结果

施用本法，治疗患儿腹泻，患儿体征减轻，结果详见表 2.5.1。结果显示，中药外洗组患儿的止泻、腹胀消失时间均较西药抗生素组明显缩短，经统计学处理差异有统计学意义（$P < 0.001$），中药外洗组在退烧方面虽优于抗生素组，但差异不具有统计学意义（$P > 0.05$）。

表 2.5.1　体温、腹泻、腹胀恢复天数（$\bar{x} \pm s$）

指标	退烧时间	止泻时间	腹胀消失时间
西药抗生素组（$n = 30$）	2.40 ± 0.76	4.26 ± 0.62	5.22 ± 0.66
中药外洗组（$n = 30$）	2.31 ± 0.85	3.11 ± 0.51	3.51 ± 0.89

四、讨论

刺蒺藜为蒺藜科（Tribulus terrestris L.）植物蒺藜的果实，性苦辛温。《本草再新》谓“镇肝风，泻肝火”。古籍中对消化道疾病的作用论述较少，而外用方面，历代论述也较少，据现有资料初步考证，《太平圣惠方》首先提出用本品煎汤外洗治通身浮肿，方法是“杜蒺藜日日煎汤洗之。”而用本品外洗治疗腹泻至今尚无记载。笔者据本地区民间用此药验之临床，疗效满意，其疗效机理，余分析，可能与下列因素有关。

（一）渗湿利尿以止泻

泄泻有“无湿不成泄”及“泄多因湿”之说，所以治泻有“不利小便，非其治也”。《太平圣惠方》认为本品煎汤外洗治疗通身浮肿，说明刺蒺藜煎汤外洗有渗湿利尿之功，从而使湿从尿出，邪有出路，则泄泻自止，此所谓利小便以实大便。

（二）散邪燥湿以止泻

秋季腹泻多发生在秋凉季节，多有发烧、恶寒、水样或蛋花样便，苔白。从临床表现分析，多属寒湿外邪侵及胃肠所致，本品性苦辛温，辛能散邪，苦温能散寒燥湿，所以对外感泄泻尤其寒湿外侵泄泻较为适宜，从秋季腹泻的发病季节及临床表现来看，多属此型，故能奏效。

（三）健脾和胃以止泻

泄泻多与脾有关，《幼幼集成》载：“夫泄泻之本，无不由于脾胃。”而脾主四肢，此含义有二：第一，四肢肌肉需脾胃运化水谷精微以营养；第二，四肢与脾在经络上有直接或间接的联系。足太阴脾经、足阳明胃经均达下肢，因此通过温洗下肢可温通脾胃经络，而达到健脾、和胃、止泻的作用。另外，推拿腓肠肌有止泻和解除泻下小腿转筋的作用，故在温洗过程中通过揉搓腓肠肌也能起到止泻作用；水温对下肢的物理刺激，通过温通脾胃经脉也有利于健脾和胃止泻。

参考文献

[1] 中华人民共和国卫生部．小儿四病防治方案（四）婴幼儿腹泻防治方案[J]．中华儿科杂志，1987，25（3）：175-176.

第六节
泻肺化痰糖浆治疗小儿喘憋性肺炎痰热闭肺证的临床研究

◎ 高树迎　谭辉　周峰然

小儿喘憋性肺炎是儿科呼吸系统常见病，多发生于3个月～3岁小儿，据国内外研究报道，本病病死率为1%～3%，该疾病有大约1/2的患者转为儿童哮喘甚至成人哮喘，严重危害小儿健康和生命安全。本研究收集研究对象共120例，按随机原则分组，其中治疗组63例，观察组57例，其中治疗组收到了满意疗效，现报告如下。

一、临床资料

（一）一般资料

治疗组63例，其中男性38例，女性25例；3个月≤年龄<6个月共32例，6个月≤年龄<1岁共22例，1岁≤年龄≤3岁共9例。对照组57例，其中

男性 36 例，女性 21 例；3 个月≤年龄＜6 个月共 31 例，6 个月≤年龄＜1 岁共 19 例，1 岁≤年龄≤ 3 岁共 7 例。两组主要症状、体征（如喘憋、发热、咳嗽、咯痰痰鸣、鼻煽、双肺啰音）及 X 线胸片异常出现频数等方面，经统计学处理，差异无统计学意义，具有可比性。

（二）西医诊断标准

参照《诸福棠实用儿科学》第 7 版[1]中毛细支气管炎肺炎诊断依据选择病例。

（三）中医诊断标准及辨证标准

符合国家中医药管理局 1994 年发布的《中医病证诊断疗效标准·中医儿科病证诊断疗效标准》[2]内的肺炎喘嗽诊断依据。中医辨证标准符合国家中医药管理局 1994 年发布的《中医病证诊断疗效标准·中医儿科病证诊断疗效标准》内的肺炎喘嗽痰热闭肺证证候分类标准：壮热烦躁，喉间痰鸣，痰稠色黄，气促喘憋，鼻翼煽动，目赤，或口周青紫，舌质红，苔黄腻，脉滑数。

（四）症状体征评分标准

参照《中药新药临床研究指导原则》分级评分标准，见表 2.6.1。

表 2.6.1　证候量化观察表

指标	0 分	1 分	2 分	4 分	6 分
发热	≤ 37.4℃		37.5 ～ 38.4℃	38.5 ～ 39.4℃	≥ 39.5℃
喘憋	无	偶有	明显	需吸氧	
咯黄痰、痰鸣	无		喉中时有痰声，少量黏痰	喉中痰嘶，咯黄黏痰	喉中痰吼，黄黏痰量多
咳嗽	无		时有，声咳	阵作，每咳数声	频繁，连咳
鼻煽	无	偶有	明显	重，张口抬肩	
肺部听诊	呼吸音清晰		呼吸音粗，闻及干啰音及少量喘鸣音	一侧肺部有中、细湿啰音及喘鸣音	两侧肺部有中、细湿啰音及喘鸣音
X 线胸片	正常		肺纹理增多且紊乱	一侧肺部有炎性病灶	两侧肺部有炎性病灶
紫绀	无	唇绀	唇指紫绀		

续表

指标	0分	1分	2分	4分	6分
面色	正常	潮红	红		
烦躁	烦躁	烦躁重，甚者惊惕			
出汗	正常	微汗	汗多湿衣		
口渴	无	轻度	干渴多饮		
大便	正常	便干			
小便	正常	黄，量少			
舌质舌苔	舌淡红，苔薄白		舌红，苔黄腻		
指纹	正常		紫滞		
呼吸道合胞病毒检测	阴性		阳性		

注：发热之体温指口温，腋温加 0.5℃，肛温减 0.5℃；主症指发热、喘憋、咳嗽、咯黄痰、痰鸣、鼻煽、肺部听诊。

（五）疾病病情分级的划分

根据临床症状、体征及实验室检查结果，给予评分。依据评分，决定病情轻、中、重。轻度：证候总积分≤ 18 分；中度：证候总积分 19 分~ 35 分；重度：证候总积分≥ 36 分。

二、治疗方法

（一）对照组采用西医疗法

1. 对因治疗

利巴韦林（国药准字 H19993278，规格：1 mL / 支，0.1 g，批号 050617），按每天每千克体重 10 mg，加入 10% 葡萄糖溶液 100 ~ 200 mL，静脉滴注，1 次 / 天，连用 7 天；干扰素（国药准字 S10970094，规格：100 万 IU/ 支），每千克体重 5 万 IU ~ 10 万 IU，肌内注射，1 次 / 天，最大量不超过 100 万 IU/ 次，连用 3 天。7 天为一个疗程。

2. 对症治疗

合并细菌感染者可使用抗生素；体温超过 38.5℃者，可以给予对乙酰氨基酚类退烧药；呼吸困难、喘憋明显者给予吸氧；烦躁、喘憋明显者给予镇静药苯巴比妥，每千克体重 5 mg，肌内注射。

（二）治疗组在上述治疗的基础上加用中医疗法

采用泻肺化痰糖浆（临沂市某医院中药制剂室提供，规格：100 mL / 瓶，每毫升含原生药 0.5 g）。药物组成：桑白皮 6 g、麻黄 6 g、黄芩 6 g、石膏 10 g、杏仁 5 g、葶苈子 3 g、浙贝 4 g、青黛 1.5 g、赤芍 6 g、甘草 3 g。作用：泻肺化痰、活血清肝。用法：每千克体重每天 8 mL，分两次口服。

三、结果

（一）两组总疗效比较

两组总疗效比较结果见表 2.6.2。治疗组总有效率为 95.24%，对照组总有效率为 87.72%，两组总有效率经 *Ridit* 分析，$U = 2.61$，$P < 0.05$，差异有显著的统计学意义，说明治疗组疗效优于对照组。

表 2.6.2　治疗组与对照组总疗效比较（*n*）

组别	治愈	显效	好转	无效
治疗组（$n = 63$）	36	18	6	3
对照组（$n = 57$）	18	24	8	7

（二）主要症状、体征消失情况比较

两组主要症状、体征消失情况比较结果见表 2.6.3。经 χ^2 检验，两组咳嗽、咯痰、啰音在治疗前后比较，$P < 0.05$，差异具有统计学意义；其余主要症状和体征在治疗前后比较，$P > 0.05$，差异无统计学意义。

表 2.6.3　治疗组与对照组主要症状、体征消失情况比较（*n*）

症状	治疗组			对照组		
	样本量	消失例数	未消失例数	样本量	消失例数	未消失例数
喘憋	63	54	9	57	42	15
发热	42	42	0	38	38	0
咳嗽	63	38	25	57	23	34
咯痰	43	33	10	38	21	17
鼻煽	40	40	0	32	32	0
啰音	63	50	13	57	32	25

（三）主要症状、体征消失时间的比较

两组主要症状、体征消失时间的比较见表 2.6.4。两组主要症状、体征消失时间比较 $P < 0.01$，差异具有显著的统计学意义，提示治疗组的疗效优于对照组。

表 2.6.4　治疗组与对照组主要症状、体征消失天数的比较（n，$\bar{x} \pm s$）

症状	治疗组		对照组	
	样本量	时间天数	样本量	时间天数
喘憋	63	3.41 ± 1.79	57	4.25 ± 1.98
发热	42	3.16 ± 1.77	38	4.57 ± 1.88
咳嗽	63	5.69 ± 1.75	57	6.69 ± 2.01
咯痰	43	3.49 ± 2.01	38	6.62 ± 1.70
鼻煽	40	3.56 ± 1.78	32	4.74 ± 1.92
啰音	63	4.50 ± 1.26	57	5.82 ± 1.24

（四）治疗前后临床症状总积分比较

治疗前后临床症状总积分比较见表 2.6.5。两组分别进行治疗前、后临床

症状、体征总积分比较，经统计学处理（$t = 16$ 或 12.3），$P < 0.01$，差异有显著的统计学意义，提示治疗组和对照组在治疗后临床症状、体征改善均有良好效果；治疗组和对照组治疗后的临床症状、体征总积分比较，经统计学处理（$t = 4.69$），$P < 0.01$，差异有显著的统计学意义，提示治疗组对临床症状、体征的改善优于对照组。

表 2.6.5　治疗组与对照组治疗前后临床症状总积分比较（$\bar{x} \pm s$）

组别	治疗前	治疗后
治疗组（$n = 63$）	20.54 ± 5.87	5.12 ± 4.50
对照组（$n = 57$）	20.21 ± 5.18	9.06 ± 4.70

（五）X 线胸片异常病例治疗后阴影吸收情况比较

X 线胸片异常病例治疗后阴影吸收情况比较见表 2.6.6。两组比较，经 χ^2 检验，$\chi^2 = 4.77$，$P < 0.05$，差异有统计学意义，提示治疗组对 X 线胸片异常病例治疗后阴影吸收优于对照组。

表 2.6.6　治疗组与对照组 X 线胸片阴影吸收情况比较（n）

组别	治疗前异常例数	治疗后阴影减轻例数	治疗后阴影未减轻例数
治疗组	40	35	5
对照组	29	19	10

四、讨论

喘憋性肺炎痰热闭肺证，外责之于风，病理上主要为痰热，继而导致气闭、血瘀，肺热引动肝火，肝火反侮肺金，肺气失宣可以影响到脾的运化，使痰浊进一步加重，病位主在上焦，涉及中焦，病在气分，累及血分，与肺、脾、肝有关，然而痰热是其病情演变的主要因素，热依附于痰而粘腻难去，无痰则热易除，《金匮要略 · 脏腑经络先后病脉证》载“夫诸病在脏，欲攻之，当随其所得而攻之，如渴者，与猪苓汤”，意指猪苓汤证是阴虚水热互结，治疗要先治其热所依附之水，水去则热无以附，则愈。据此原则，治疗该证，以泻肺涤痰为第一要务，继而清宣肺热、开宣肺气、活血通络，兼以清泻肝火，是治疗该病的主要原则。

方中桑白皮甘寒，归肺脾经，既能清肺热，又能止咳平喘；麻黄辛甘温，宣肺解表而平喘，二药相合则能宣肺气、泻肺热、化痰饮，而使肺道之痰祛，壅塞之气通，共为君药。石膏辛甘大寒，清泄肺胃之热以生津，助桑白皮清肺中之热，石膏能泄热，麻黄能宣肺，石膏倍于麻黄，又不失为辛凉之剂，二者相制为用，麻黄得石膏，宣肺平喘兼透肺热于外而不助热；石膏得麻黄，清里热兼畅肺气于内而不凉遏。黄芩苦寒，功能清热泻火、燥湿解毒，能清上、中、下焦实热，尤善泻上焦肺火，可治肺热咳喘，与石膏相配共清肺中实热。杏仁味苦，降肺气而平喘咳；麻黄味辛，宣肺气而启闭，二者相配则宜降相因，升降有序。与石膏相伍则清肃协同，三者共为臣药。葶苈子辛苦大寒，能降肺气、除痰饮、燥湿疾、泻肺热，胸中痰饮除则咳喘自平。浙贝清热化痰止咳，开宣肺气，与黄芩合用，能加强君药清热、泻火、化痰之功效。肺金本能克制肝木，因肺气郁闭，肃降失常，易致肝火上炎，青黛色青，能大泻肝经实火及散肝经火郁，又能化膈间痰热，故用之。又肺主一身之气而朝百脉，气郁则脉络瘀阻，故用赤芍清热凉血，活血祛瘀，既能消除瘀血，又能防止疾病的转变，同时赤芍又具有清肝经实火，与青黛相须为用。甘草既能益气和中，更能调和于寒温宜降之间，为佐使之药。综观全方，正合上述病因病机，共奏泻肺化痰、平喘通络兼以清肝的作用。

参考文献

[1] 胡亚美，江载芳．诸福棠实用儿科学［M］．7版．北京：人民卫生出版社，2002.
[2] 国家中医药管理局．中华人民共和国中医药行业标准·中医病症诊断疗效标准［M］．南京：南京大学出版社，1995.

第七节
小青龙汤儿科疾病应用举隅

◎ 唐传锋　高树迎

小青龙汤出自《伤寒杂病论》，组成为麻黄、桂枝、干姜、细辛、半夏、五味子、白芍、炙甘草。方中麻黄、桂枝相须为君，发汗散寒以解表邪，且麻黄又能宣发肺气而平喘咳，桂枝化气行水；干姜、细辛为臣，温肺化饮，兼助麻黄、桂枝解表祛邪；然而若素有痰饮、脾肺本虚，纯用辛温发散之剂恐耗伤肺气，故佐以五味子敛肺止咳、白芍以营养血，二药与辛散之品相配，一散一收，既可增强止咳平喘之功，又可制约诸药辛散温燥太过之弊；半夏燥湿化痰、和胃降逆，亦为佐药；炙甘草兼为佐使，益气和中，辛散酸收。药虽八味，但配伍严谨，散中有收，开中有合，使风寒解、水饮去，则诸症自平。笔者在临床灵活运用小青龙汤加减治疗儿科疾病，疗效较好，举例如下。

一、支气管肺炎

男，3 岁。1 周前因受寒引起发热，咳嗽，鼻塞流涕，咽痛，经治发热止，鼻塞流涕减轻，但咳嗽加重。见咳嗽喘促，痰多色白，面色白，鼻煽，气急，三凹征明显，不能平卧。查：咽部略红，双肺呼吸音粗，可闻及细湿啰音，腹软肝脾未及，舌质淡红，苔白腻，脉沉紧略滑。胸片示双肺纹理增粗，有小斑片状阴影，以双肺下野、中内带及心膈区居多，提示支气管肺炎。辨证属外寒内饮、肺失宣肃，治宜温肺化饮为主，佐以解表散寒，方用小青龙汤加味：炙麻黄 3 g，白芍 6 g，桂枝 3 g，细辛 1 g，干姜 2 g，五味子 2 g，半夏 4 g，杏仁 6 g，紫菀 9 g，款冬花 6 g，甘草 4 g。常规水煎服。服 3 剂后，症大减，又服 3 剂，喘平无咳而愈。

按：支气管肺炎临床表现为咳嗽、有痰、发热、气促喘急、喘鸣、痰多不易咳出，烦躁、嗜睡、吐泻、腹胀等；舌淡或红、苔薄白或薄黄或黄或腻，多继发于感冒后。本例通过辨证属外寒内饮、肺失宣肃，用小青龙汤加味效佳。《素问·至真要大论》曰："诸气膹郁，皆属于肺；诸痿喘呕，皆属于上。"故加杏仁苦泄降气、止咳平喘，紫菀止咳化痰，款冬花润肺下气、止咳化痰；且麻黄又能宣发肺气而平喘咳，桂枝化气行水。干姜、细辛为臣，温肺化饮，兼助麻黄、桂枝解表祛邪。诸药相伍，君臣佐使，相须相使，协同作用，使宣降复，痰饮化，表证解，则余症自平。

二、呕吐

女，8岁。反复干呕、吐涎沫5天。患儿于5天前喝冷饮过多，感受风寒，引起干呕、吐涎沫。见干呕，吐涎沫，伴有面色苍白、恶寒、咳嗽、小便不利、手脚凉。查体：体温37.3℃，脉搏78次/分，呼吸22次/分，双肺未闻及干湿啰音，腹软肝脾未触及，舌质淡苔薄白腻、脉沉紧略滑。辨证为外寒内饮、胃失和降，治以解表散寒、温肺化饮为主，佐以和胃降逆。用小青龙汤加味：炙麻黄4 g，桂枝6 g，白芍10 g，细辛2 g，干姜6 g，半夏9 g，五味子6 g，茯苓9 g，丁香6 g。常规服1剂症轻，3剂痊愈。

按：小青龙汤是治疗小儿哮喘的基本方，但遇到消化系统疾病，辨证属外寒内饮者亦可运用。本患儿既有干呕、吐涎沫，又有面色苍白、恶寒、咳嗽、小便不利、手脚凉，辨证为外寒内饮、胃失和降，用小青龙汤加味治疗。方中炙麻黄、桂枝相须为君，发汗散寒以解表邪，桂枝化气行水；干姜、细辛为臣，温肺化饮，兼助麻黄、桂枝解表祛邪；半夏燥湿化痰，和胃降逆；五味子敛肺止咳，白芍和营养血；加用茯苓增强化饮作用，并利小便以通阳；加丁香温中降逆，与半夏同用效更佳。诸药合用，使表证祛除，寒饮得化，胃复和降，余症皆平。

三、过敏性鼻炎

男，5岁，患过敏性鼻炎2年。3天前感受风寒引起鼻塞、鼻痒，流大量清涕。伴恶寒头痛，无汗，小便清长。查：鼻黏膜苍白、水肿，双肺未闻及干湿啰音，舌质淡苔白滑，脉浮紧。辨证属外寒内饮、肺失宣肃，治以解表散寒、通窍、温肺化饮，用小青龙汤加味：炙麻黄 3 g，白芍 6 g，桂枝 3 g，细辛 1 g，干姜 3 g，五味子 3 g，半夏 3 g，白芷 5 g，辛夷 3 g，苍耳子 2 g，杏仁 3 g，黄芪 9 g，白术 5 g，甘草 3 g。常规服 3 剂后症大减，又服 5 剂病愈。愈后又给予玉屏风散以增强患者抵抗力，随访 2 年未复发。

按：过敏性鼻炎表现为鼻塞，伴鼻痒和频繁打喷嚏、流清涕。本例患儿过敏性鼻炎已 2 年，反复发作。辨证为外寒内饮、肺失宣肃，运用小青龙汤加味。《素问·至真要大论》曰："诸病水液，澄澈清冷，皆属于寒。"因此加白芷、辛夷、苍耳子散风寒、通鼻窍、止痛，杏仁温肺降气。因患儿素体气虚，所以又加黄芪、白术健脾补肺。诸药配伍，药证相符，3 剂效，又 5 剂愈。愈后又给予玉屏风散增强患者抵抗力，防止复发。

四、哮喘

男，5 岁。哮喘反复发作 3 年余，1 天前因受凉而致咳嗽、流涕、喘促。见：咳嗽喘促，面色苍白，喉间哮鸣，张口抬肩，不能平卧，痰多。查体：体温 37.0℃，脉搏 100 次/分，呼吸 35 次/分，双肺可闻及哮鸣音，呼气延长，三凹征明显，舌质淡红，苔薄白腻，脉浮紧略滑。诊断为哮喘，辨证为外寒内饮、肺失宣肃。先后用舒喘灵、氨茶碱，效不显。用小青龙汤加味：炙麻黄 4 g，白芍 6 g，桂枝 3 g，细辛 2 g，干姜 5 g，半夏 8 g，五味子 5 g，杏仁 6 g，石膏 10 g，紫苏子 6 g，瓜蒌 5 g，赭石 10 g，甘草 3 g。常规服 4 剂后咳喘明显缓解，后又给予益肺健脾方调理而愈。

按：哮喘分为发作期和缓解期两型，发作期多属于实证，辨证为热哮、寒哮。缓解期以肺脾肾三脏亏虚为主。急性以热哮为多，慢性以寒哮为多。热哮多实，寒哮多虚。无论寒热，在哮喘发作时，都应首先平喘。此患儿辨证属外寒内饮、肺失宣肃，用小青龙汤加味治疗。"病痰饮者，当以温药和之"，小青龙汤中的炙麻黄、桂枝、细辛、半夏、干姜都是辛温药，佐以酸苦的白芍、五味子，补脾润肺的甘草，故能温散肺寒而化痰饮。加杏仁、紫苏子、瓜蒌增强化痰平喘作用，石膏清热化痰平喘，赭石降逆平喘。诸药配伍，使外寒解、内饮祛、痰化喘平而愈。因患儿反复发作已 3 年，必须辨证治本。后又给予益肺健脾补肾之剂调理而愈。

从以上案例可以看出，小青龙汤不仅仅用于感冒及肺脏病证，只要是辨证为外寒内饮、心下有水气者均可应用。

第八节
温阳散结膏结合微量肝素钙治疗新生儿硬肿症的临床研究

◎ 高树迎　侯芳

新生儿硬肿症是引起新生儿死亡的重要原因，其主要环节是微循环障碍、凝血机制异常，因此，改善微循环、恢复血凝机制是防止弥散性血管内凝血（disseminated intravascular coagulation，DIC）、降低死亡率的关键。近年来，微量肝素治疗新生儿硬肿症取得满意的疗效[1]。目前既具有抗凝血作用、不良反应较小、又具有抗炎及调节免疫功能作用的新型制剂肝素钙也已用于临床。我们运用微量肝素钙皮下注射以纠正新生儿硬肿症的血凝异常，用具有温通活血作用的温阳散结膏局部外敷以改善局部微循环及血凝异常，取得了满意的临床效果，现报告如下。

一、资料和方法

（一）一般资料

钙治疗组（以下简称治疗组）和西医常规治疗对照组。治疗组 32 例，其中男性 24 例，女性 8 例；足月儿 13 例、早产儿 19 例；体重 $<$2 500 g 者 20 例，体重 $\geqslant$ 2 500 g 者 12 例；发病日龄 $\leqslant$ 7 天共 30 例，$>$7 天 2 例；病程 $\leqslant$ 7 天 29 例，$>$7 天 3 例；体温不升 25 例；病情程度轻度硬肿 10 例、中度硬肿 14 例、重度硬肿 8 例；单纯寒冷综合征 15 例、感染 10 例、窒息 7 例。对照组 31 例，其中男性 25 例、女性 6 例；足月儿 10 例、早产儿 20 例、过期产 1 例；体重 < 2 500 g 者 20 例、≥ 2 500 g 者 11 例；发病日龄 ≤ 7 天者 28 例，> 7 天者 3 例；病程 ≤ 7 天者 30 例、> 7 天者 1 例；体温不升 24 例；轻度硬肿 11 例、中度硬肿 13 例、重度硬肿 7 例；单纯寒冷损伤综合征 14 例、感染 9 例、窒息 8 例。两组胎龄、体重、发病日龄、入院时体温、硬肿程度、病程和病因比较，差异均无统计学意义（$P > 0.05$）。

（二）诊断方法

新生儿硬肿症诊断及分度标准参照 1990 年沈阳全国新生儿学术会议所拟标准[2]。

（三）治疗方法

1. 一般治疗

两组均采用暖箱复温、抗生素控制感染、供给热量和液体、低分子右旋糖酐（每公斤体重 10 mL）加复方丹参注射液静脉滴注，维生素 K 预防出血，纠正心、肺、肾等脏器功能紊乱，对症处理。

2. 肝素钙及温阳散结膏疗法

肝素钙注射液按每次每公斤体重 2 IU，每天 2 次，于大腿前内侧皮下注射，硬肿消失后停药。用药前均做血小板、凝血酶原时间及血浆鱼精蛋白副凝（plasma protamin paracoaulation，3P）试验，用药前检测结果为 32 例治疗组患儿中血小板低于 10×10^{12}/L 者 30 例，凝血酶原时间延长者 32 例，3P 试验阳性者 29 例。温阳散结膏主要由苏合香，附子、肉桂、三七、水蛭、血竭、当归、细辛、丹参、桂枝等组成。将三七、水蛭、血竭研细末，细辛、当归、桂枝用蒸馏法提取挥发油冷却取油，再与肉桂、丹参等药煎液浓缩成膏，烘干、粉碎过筛，将上述制备的挥发油、煎膏及所研细粉混合，加入凡士林、液体石腊及尼泊金乙酯和皮肤渗透剂调成软膏，每盒含原生药 42.5 g。用法为将药膏敷于硬肿部位，外敷以医用纱布，每天 2 次，疗程与肝素钙疗法同步。两组均采用一般治疗，治疗组除一般治疗外加肝素钙及温阳散结膏疗法。

（四）疗效判定

显效：体温于 12 小时内恢复正常，硬肿 3 天消退。有效：体温于 24 小时内恢复正常，硬肿 7 天内消退。无效：体温于 24 小时内恢复正常，硬肿 7 天内未完全消退。死亡：经治疗无效死亡。

二、结果

两组的复温时间、硬肿消退时间以及临床疗效比较，见表 2.8.1、表 2.8.2。结果表明，治疗组复温时间、硬肿消退时间明显比对照组短，差异有非常显著的统计学差异（$P < 0.01$）。临床疗效的差异也有非常显著的统计学意义（$P < 0.01$）。

表 2.8.1 两组的复温时间、硬肿消退时间比较（$\bar{x} \pm s$）

组别	复温时间 / 小时	硬肿消退时间 / 天
治疗组（$n = 32$）	6.85 ± 2.11	5.11 ± 2.98
对照组（$n = 31$）	15.11 ± 10.51	10.01 ± 4.51

表 2.8.2 两组的临床疗效比较［n（%）］

组别	显效	有效	无效	死亡
治疗组（$n = 32$）	18（56.25）	9（28.12）	3（9.38）	2（6.25）
对照组（$n = 31$）	3（9.68）	12（38.71）	9（29.03）	7（22.58）

三、讨论

我们采用微量肝素钙皮下注射以改善全身微循环及纠正高凝状态，还自拟温阳散结膏外敷硬肿局部，使肝素钙的全身作用与温阳散结膏的局部作用相协同，发挥出中西医结合的优势。

本病属中医“五硬”的范畴，发病机理乃胎元不足，阳气衰微，感受寒邪，寒性收引，血流不畅，导致寒凝血涩而发病。根据这一发病机理，笔者自拟温阳散结膏，经现代制剂工艺加工而成。方中肉桂、附子、苏合香、桂枝具有温阳散寒通经的作用，当归、水蛭等具有活血化瘀消肿之功。水蛭具有较强的抗凝作用，有人曾用水蛭粉口服治疗肾病综合征高凝状态且取得良效[3]，目前为止尚未见到用本药治疗硬肿症的报道。本制剂采用蒸馏冷却提油，提纯取膏烘干等工艺，保留了药物的全部有效成分，故疗效明显。与肝素钙合用，疗效除优于常规治疗对照组外，在复温、硬肿消退时间方面也优于单纯常规治疗加肝素钙治疗者[4]，因此采用肝素钙加温阳散结膏联合用药，使肝素钙的全身作用与中药膏剂的局部作用相结合，对于提高本病的治疗效果具有重要意义。

参考文献

[1] 中华医学杂志编辑部 . 肝素临床应用专题座谈会纪要［J］. 中华医学杂志，1987，67(6)：304-308.

[2] 魏克伦 . 新生儿硬肿症诊疗常规［J］. 中华儿科杂志，1991，29(3)：161-162.

[3] 李红叶 . 水蛭治疗原发性肾病综合征高粘滞血症［J］. 中华儿科杂志，1995，(1)：28.

[4] 张寿斌，詹美玲，吴熙，等 . 超微量肝素治疗新生儿硬肿症及其对抗凝血酶Ⅱ影响的初步研究［J］. 中国实用儿科杂志，1997，12(2)：121-122.

第九节
中药灌肠治疗小儿外感发热 45 例疗效观察

◎ 周峰然　谭辉　高树迎

清里退热汤是根据中医理论并结合临床经验拟定的经验方。本次研究用清里退热汤进行灌肠治疗表寒里热型外感发热共 45 例，获得满意疗效。现报告如下。

一、临床资料

（一）一般资料

本资料共 77 例，均来自 2005 年 10 月至 2006 年 10 月期间在某医院儿科就诊的门诊病例。按就诊顺序随机分为治疗组与对照组。其中治疗组 45 例，男性 24 例，女性 21 例；年龄 2 岁及以下 18 例，3 ~ 6 岁 17 例，7 ~ 12 岁 10 例；病程 3 ~ 72 小时；病情轻 15 例，中 20 例，重 10 例。观察组 32 例，男性 17 例，女性 15 例；年龄 2 岁及 2 岁以下 13 例，3 ~ 6 岁 13 例，7 ~ 12 岁 6 例；病程 3 ~ 68 小时；病情轻 11 例，中 15 例，重 6 例。两组资料经统计学处理，$P > 0.05$，具有可比性。

（二）诊断标准及疗效判定

中医诊断标准、辩证标准：参照《中药新药临床研究指导原则（试行）》中的《中药新药治疗小儿外感发热的临床研究指导原则》[1]及《实用中医诊断学》（上海科学技术出版社 1988 年 4 月第 1 版）制定。西医诊断标准、疗效判定标准：参照《中药新药治疗小儿外感发热的临床研究指导原则》[1]制定。选择符合诊断标准，年龄在 1 ~ 12 岁，总病程短于 5 天者纳入观察病例。临床表现：发热、恶寒、无汗或身痛；咽红、口渴、或唇干；鼻塞、流涕；小便黄或大便干；舌质红或红；苔薄白或薄黄，脉浮或数，指纹红或紫。血常规显示：白细胞总数正常或减少，中性粒细胞减少，淋巴细胞相对增加，单核细胞增加。

（三）治疗方法

1. 治疗组

凡符合诊断标准者，均用小儿清里退热汤直肠灌注法给药。处方：柴胡 15 g，荆芥 9 g，蝉蜕 9 g，薄荷 9 g，栀子 9 g，郁金 6 g，生地 9 g，黄芩 6 g，连翘 9 g，大黄 3 g 等（以上为 7 岁方举例）。由本院制剂室煎成药液，并根据小儿年龄适当浓缩为合适的药量。具体灌肠方法如下：患儿采用侧卧位，使用前将药液加热到 28 ~ 32℃，连接导尿管（前端涂用液体石蜡），轻轻插入肛门内 8 ~ 12 cm，40 滴 / 分~ 50 滴 / 分，滴注后继续侧卧 10 分钟左右。用量：< 1 岁，每次灌 20 mL；1 ~ 3 岁，每次灌 40 mL；4 ~ 7 岁，每次

灌 60 mL；> 7 岁，每次灌 80 mL，每天 2 次。

2. 对照组

按照说明服用小儿豉翘清热颗粒，疗程 3 天，另对治疗组与观察组体温 ≥ 38.5℃的患儿，均配合口服退热剂。对血象异常者，治疗3天后复查血常规。

二、结果

（一）两组总疗效的比较

两组总疗效的比较见表 2.9.1，治疗组总有效率为 93.3%，对照组总有效率为 75.0%。两组总有效率比较，经 χ^2 检验，$\chi^2 = 7.54$，$P < 0.05$，差异有显著的统计学意义；经 *Ridit* 分析，$U = 2.36$，$P < 0.05$，治疗组疗效优于对照组。

表 2.9.1　两组总疗效比较（*n*）

组别	总例数	治愈	显效	有效	无效
治疗组（$n = 45$）	45	32	6	4	3
对照组（$n = 32$）	32	14	5	5	8

（二）两组退热时间比较

两组退热时间比较见表 2.9.2、表 2.9.3。经 *Ridit* 分析，$U = 2.11$，$P < 0.05$，两组退热时间比较，差异有显著性的统计学意义。经检验，$t = 2.15$，$P < 0.05$，两组平均退热时间比较，差异有显著的统计学意义。

表 2.9.2　两组退热时间比较（*n*）

组别	时间 < 24 小时	48 小时 > 时间 ≥ 24 小时	72 小时 > 时间 ≥ 48 小时	时间 ≥ 72 小时
治疗组（$n = 45$）	28	7	6	4
对照组（$n = 32$）	13	4	6	9

表 2.9.3 两组平均退热时间比较

组别	平均退热时间 / 小时	标准差 / 小时
治疗组（$n = 45$）	38.2	16.6
对照组（$n = 32$）	46.8	18.3

三、典型病例

患儿王某，男，3 岁，因“发热 2 天”来诊，体温最高 39℃。在家服用再林、臣功再欣等药，未见好转，现患儿仍有发热、鼻塞、流清涕、饮食精神差、大便稍干、小便正常。自发病以来，偶有轻咳，无头痛、恶心、呕吐、腹痛、腹泻等。查体：体温 38.7℃，口唇红干，咽部充血，双扁桃体Ⅱ度肿大，双肺呼吸音稍粗，未闻及干湿啰音，心率 110 次 / 分，律齐，未闻及杂音，心音有力，腹软，无压痛及反跳痛，肝脾不大。舌质红，苔薄白，脉浮数。血常规结果显示，白细胞计数 6.2×10^9/L，中性粒细胞计数 0.45，淋巴细胞计数 0.55，红细胞计数 4.96×10^9/L。诊断为外感发热，表寒里热证。治以解肌退热、清热透邪。给予自拟清里解表汤灌肠治疗，处方如下：柴胡 12 g，荆芥 6 g，蝉蜕 9 g，薄荷 9 g，栀子 6 g，郁金 6 g，生地 6 g，黄芩 5 g，连翘 8 g，大黄 3 g，另加防风 6 g，共 3 剂，水煎灌肠，并给予扑热息痛片退热。用药 3 剂后热退而愈。

四、讨论

外感发热是儿科临床实践中的常见病，而表寒里热型是其中较常见的证型。由于小儿平素阳气偏盛，感邪之后容易入里化热，表邪未解，里热已盛，形成表寒里热之证。或部分小儿平素过食肥甘厚味，肺胃积热，每感邪后则表邪外束，里热不能发越，怫郁于里，故表寒里热俱重而出现高热。故治宜辛温辛凉并用，以图风寒、里热两解。我们采用的清里退热汤透热分消。方中柴胡、蝉蜕、连翘、薄荷、荆芥疏风散热解表；栀子、郁金、黄芩清里热并使在里之郁热透表而解，大黄使邪从大便而解。表里分消，使邪有出路；生地清热养阴，固护脾胃。全方共奏解肌退热、清热透邪之功。因此该方退热作用迅速而平稳。并且采用直肠给药可使药物的溶质直接通过细胞膜吸收，避免或减少消化液对药物的破坏，解决小儿不易喂服药物等因素。家长较易接受，更利于药物发挥作用。

参考文献

[1] 郑筱萸．中药新药治疗小儿外感发热的临床研究指导原则（试行）[M]．北京：中国医药科技出版社，2002：260-263.

第十节
热毒宁注射液治疗手足口病 56 例临床观察

◎ 高树迎

手足口病（hand foot mouth disease，HFMD）是由多种肠道病毒，其中以 71 型肠道病毒（enterovirus 71，EV71）最为严重，引起的常见传染病，以婴幼儿发病为主。手足口病虽然是 20 世纪 70 年代新定的病名，但同类疾病如麻疹、风疹等在历史上常见。病机、治则均有共性，暴发流行时中医统称为"疫疹"[1]，目前缺乏特效治疗药物。2008 年 5—8 月，我院采用热毒宁注射液治疗手足口病，在退热、改善胃纳、加速口腔溃疡愈合及减少并发症方面取得满意疗效，现报道如下。

一、资料与方法

（一）一般资料

病例选择标准参照山东省疾病控制中心 2008 年 5 月培训班制订的诊断标准。观察组 56 例，男性 38 例，女性 18 例；年龄最大 6 岁，最小 4 个月：

其中，≤3岁43例，>3岁13例。对照组24例，男性16例、女性8例：年龄最大7岁，最小7个月；其中，≤3岁21例，>3岁3例。两组性别、年龄经统计学处理，差异无显著的统计学意义（$P>0.05$），具有可比性。

（二）临床表现

1. 体温

观察组最高体温39℃，平均38.5℃；对照组最高体温39.5℃，平均38.4℃。

2. 疱疹

观察组手、足部疱疹56例：对照组手、足部疱疹24例。

3. 咽颊红肿

观察组咽颊红肿者54例；对照组咽颊红肿者23例。

4. 咳嗽

观察组咳嗽者21例；对照组咳嗽者10例。

5. 鼻塞

观察组有鼻塞者18例；对照组有鼻塞者8例。

6. 流涕

观察组流涕者15例；对照组流涕者8例。

7. 并发症

观察组心肌损害6例，恶心2例，肺炎1例；对照组心肌损害2例。

（三）治疗方案

1. 一般治疗

休息，多饮水，清淡饮食，室内空气消毒。

2. 对症治疗

退烧，止咳。

3. 药物治疗

头孢呋辛钠100 mg/kg加入到0.9%氯化钠中稀释后静脉滴注，1次/天；10%葡萄糖加利巴韦林10 mg/kg静脉滴注，1次/天；观察组56例另加热毒宁0.5 mL/kg加入到10%葡萄糖中稀释静脉滴注，每天1次，5天为1个疗程。

（四）疗效标准

治愈：治疗 3 天内体温正常，7 天内口腔溃疡、手足掌面疱疹基本消失。有效：治疗 7 天后体温正常，口腔溃疡、手足掌面疱疹未消除。无效：治疗 7 天仍发烧，口腔溃疡、手足掌面疱疹未明显好转。[2]

（五）统计学分析

计量资料均采用均数 ± 标准差（$\bar{x} \pm s$）表示。

二、结果

观察组退热时间 1 ~ 3 天，平均（1.51 ± 1.11）天；对照组退热时间 2 ~ 4 天，平均（2.68 ± 1.18）天，观察组退热时间明显短于对照组（$P < 0.05$）。观察组疱疹消退时间 2.5 ~ 5.0 天，平均（3.11 ± 1.22）天：对照组皮疹消退时间 3.5 ~ 6.0 天，平均（4.25 ± 1.51）天，两组相比差异具有显著性的统计学意义（$P < 0.05$）。观察组心肌损害 6 例，恶心 2 例，肺炎 1 例；对照组心肌损害 2 例。经治疗均痊愈。观察组在退烧时间、疱疹消退时间、咽颊红肿消退时间及止咳时间上，与对照组比较差异均有显著的统计学意义（$P < 0.05$，$P < 0.01$），见表 2.10.1。

表 2.10.1　两组在疱疹消退、退烧、咽颊红肿消退、止咳天数的比较（$\bar{x} \pm s$）

组别	疱疹消退天数	退烧天数	咽颊红肝消退天数	止咳天数
对照组	4.25 ± 1.51	2.68 ± 1.18	4.28 ± 1.22	4.18 ± 1.12
观察组	3.11 ± 1.22	1.51 ± 1.11	3.55 ± 1.11	3.12 ± 1.78

三、讨论

该病的潜伏期为 2 ~ 7 天，传染源包括患者和隐性感染者。急性起病，发热，手掌或脚掌部出现斑丘疹和疱疹，臀部或膝盖也可出现皮疹。皮疹四周有炎性红晕，疱内液体较少：口腔黏膜出现散在的疱疹，疼痛明显。部分患者可伴有咳嗽、流涕、食欲不振、恶心、呕吐和头疼等症状。EV71 具有神经毒性，累及神经系统的主要表现为急性无菌性脑膜炎、脑干脑炎、小脑炎、脊髓灰质炎样肌麻痹、吉兰－巴雷综合征、合并脑疝的致死性脑炎。EV71 感染所致神经系统并发症可导致死亡或永久性肌麻痹。EV71 中枢感染临床表现以发热为最常见症状，其次为皮疹、睡眠障碍、呕吐、肌痉挛、共济失调、乏力。中枢神经受累出现于皮疹后 2 ~ 4 天，早期中枢感染主要表现为肌阵挛和睡眠障碍。睡眠障碍表现为噩梦及由四肢或躯干的肌痉挛惊醒后的刺激性啼哭[3]。

热毒宁注射液是中药注射剂，具有抗炎、抗病毒及解热作用，由青蒿、金银花、栀子组成。青蒿辛、苦、寒，辛以解表、寒以清热，是解表清热、宣郁散邪之良药；金银花以清毒泄热为主，而栀子清利三焦之火，导热毒下行，诸药合用，共祛表里上下之邪。目前研究表明，热毒宁注射液具有明显的抗病毒和抗菌作用，可迅速起到抗炎、解热的功效，能有效地增加机体的免疫功能，提高抗病能力[4]。

2008 年 6 月，中国疾病预防控制中心所进行的关于热毒宁注射液在体外对 EV71 型病毒的抑制和灭活效果的实验表明：热毒宁注射液在细胞实验中，1∶200 ~ 1∶400 稀释度有抑制 EV71 型病毒复制的效果；热毒宁注射液在体外 1∶10 ~ 1∶160 稀释度与 EV71 型病毒作用 1 小时，有部分灭活病毒的作用。

临床观察表明，热毒宁观察组在退烧、疱疹消退方面均明显优于对照组，差异具有显著的统计学意义；在消除咽部疱疹、红肿方面也优于对照组，这与有关报道相吻合，说明该药具有退烧、抑制病毒复制、防止临床并发症的作用，具有良好的临床应用前景。

参考文献

[1] 顾植山．从手足口病谈中医药应对突发公共卫生事件的意义［J］．浙江中医药大学学报，2008，32(3)：12.

[2] 梁才勇．实用皮肤病诊疗全书［M］．北京：学苑出版社，1996：384.

[3] 周世力，李琳琳，何雅青．深圳市肠道病毒 71 型血清流行病学初步调查［J］．热带医学杂志，2007，7(1)：66-67.

[4] 周卫芳，季伟．热毒宁治疗儿童急性呼吸道感染伴发热的疗效观察［J］．中国妇幼保健，2006，7(21)：3037-3038.

第十一节
三炭糖浆、肝素钙治疗紫癜性肾炎 36 例疗效分析

◎ 高树迎

紫癜性肾炎约占过敏性紫癜患儿的 1/3，病情缠绵可达数月至 2 年以上。据报道，约有 8% 死于增殖性肾炎，是过敏性紫癜最严重的并发症。近 3 年来，笔者用中药三炭糖浆与肝素钙皮下微量注射治疗 36 例，并设对照组 28 例，取得满意疗效，半年治愈率为 94.4%，总有效率为 97.2%，疗效明显优于对照组，报告分析如下。

一、临床资料

64 例患儿随机分为治疗组与对照组。治疗组 36 例中，男性 22 例，女性 14 例；发病年龄 5 ~ 6 岁 3 例，< 10 岁 29 例，< 13 岁 4 例。对照组 28 例中，男性 17 例，女性 11 例；发病年龄 5 ~ 6 岁 2 例，< 10 岁 23 例，< 13 岁 3 例。两组性别、发病年龄的差异无显著的统计学意义（$P > 0.05$），具有可比性。

二、诊断标准

参照《诸福棠实用儿科学》拟定诊断标准。[1]

三、治疗方法

治疗组用三炭糖浆加肝素钙疗法，对照组只用常规西医治疗。

三炭糖浆药物组成：生地黄炭 15 ~ 30 g，栀子炭 6 ~ 10 g，荆芥炭 6 ~ 10 g，小蓟 15 ~ 30 g，薏苡仁 10 ~ 20 g，白花蛇舌草 15 ~ 20 g，白茅根 15 ~ 30 g，黄芪 15 ~ 20 g，当归 6 ~ 9 g。煎服法：将上药加水 500 ~ 600 mL，文火煎药 30 分钟，取汁 250 mL，将药汁放杯中静置 1 小时，然后将上清液倒出，加麦芽糖 6 g，混合后再文火加热蒸发至 100 mL。早、晚两次分服，每天 1 剂，30 天为 1 个疗程。痊愈后即停药，未愈继续下 1 个疗程，最长不

超过 6 个疗程。肝素钙注射液，按每天 10 IU/kg，于大腿内侧皮下注射，每疗程 10 天，间隔 20 天，未愈者继续下个疗程，最长不超过 3 个疗程。

常规西医治疗：休息，直至病情稳定，尿化验基本正常。祛除病因，如有感染可针对性使用抗生素。腹痛症状明显可临时用山莨菪碱、甲氰咪呱或 25% 硫酸镁静脉滴注。泼尼松初期每天 1.5 ~ 2 mg/kg，症状缓解后减量，痊愈后停药，未愈者用药可达 6 个月。

四、疗效标准

痊愈：无皮肤紫癜、浮肿及高血压，每周 1 次尿常规检查连续 4 次无异常，2 年随访无复发。有效：无皮肤紫癜、浮肿及高血压，尿常规检查尿蛋白 ± ~ +，红细胞 + 以下，血尿素氮正常，无肾衰竭症状，连续 3 周尿化验均较稳定，无明显复发。无效：皮肤紫癜时起时消，或无紫癜，浮肿、高血压偶见，尿中红细胞 ++ ~ +++，尿蛋白 + ~ ++，血尿素氮反复增高，连续治疗半年尿化验无明显好转。

五、治疗结果

治疗组与对照组临床疗效分析见表 2.11.1。治疗组与对照组治愈率分别为 94.4% 和 78.6%；总有效率分别为 97.2% 和 89.3%，两组比较差异具有显著的统计学意义（$P < 0.01$）。两组疗效与疗程的关系比较见表 2.11.2。从表 2.11.2 可以看出，治疗组 1 个疗程治愈 22 例，占该组治愈总人数的 64.7%，而对照组为 36.4%；3 个疗程治疗组治愈 30 例，占总治愈人数的 88.2%，而对照组为 68.2%。综合比较，治疗组所需疗程比对照组短，疗效优于对照组，两组的差异有显著的统计学意义（$P < 0.05$）。

表 2.11.1　两组疗效比较（*n*）

分组	痊愈	有效	无效
治疗组（$n = 36$）	34	1	1
对照组（$n = 28$）	22	3	3

表 2.11.2　两组治愈患儿疗程比较［n（%）］

分组	痊愈疗程 / 月					
	1	2	3	4	5	6
治疗组（$n=34$）	22（64.7）	28（82.4）	30（88.2）	32（94.1）	33（97.1）	34（100）
对照组（$n=22$）	8（36.4）	11（50.0）	15（68.2）	19（86.4）	21（95.5）	22（100）

六、病案举例

男，8 岁，于 1997 年 8 月 9 日就诊。双下肢反复对称性紫癜 3 个月，血尿 2 天。3 个月前因食螃蟹后于次日出现双下肢对称性紫癜，查血小板正常。在当地用青霉素、地塞米松等药物治疗后紫癜消失，但易复发。2 天前无明显诱因出现血尿，尿中红细胞 ++，双下肢少量对称性新的紫癜及多量陈旧性紫癜，眼睑轻度浮肿，血压 16.5/11.5 kPa，舌质暗红，薄白苔，脉缓。诊断：紫癜性肾炎。辨证：下焦血热，气虚血瘀。治宜清热凉血，益气活血，用三炭糖浆原方，初期重用小蓟、白茅根，剂量均为 30 g，并配合肝素钙，每天 250 IU，皮下注射，治疗 10 天后，尿中红细胞为 ±，小蓟、白茅根剂量均减为 15 g，其他药物均用方中所列剂量的上限。30 天后血尿消失，尿化验正常，皮肤紫癜未再复发，停用肝素钙，中药上方继服 15 天痊愈。随访 2 年未复发。

七、讨论

紫癜性肾炎是过敏性紫癜的并发症。本病早期多属血热，病程迁延，日久则伤气，气虚则血滞。治疗宜凉血止血、益气活血。三炭糖浆即是在此原则下组方而成。为便于小儿服用，采用浓缩糖浆剂型。方中栀子炭、生地黄炭、荆芥炭清热凉血止血为主药；白茅根、小蓟、牡丹皮协助三炭增强凉血止血作用；白花蛇舌草、薏苡仁清利下焦湿热；黄芪、当归益气活血。紫癜性肾炎病情迁延，虚实夹杂，本方清中有补，静中有动，清热不致伤气，止血不致血瘀，故治疗紫癜性肾炎取得了较好的疗效。紫癜性肾炎是毛细血管变态反应性炎性损伤，微血管可有血栓形成，并有白介素、补体及免疫淋巴细胞的参与[2]，从而导致肾脏血管及功能的损害。肝素钙具有抗凝、抗血栓形成、抗炎、抑制免疫、抗肾素及醛固酮的作用，可有效地抑制肾小球毛细血管的过敏性炎性损伤[3]。采用微量间歇疗法，无出血不良反应。三炭糖浆与肝素钙联合用药，互相取长补短，故能取得满意疗效。

参考文献

[1] 吴瑞萍，胡亚美，江载芳．诸福棠实用儿科学［M］．北京：人民卫生出版社，1996.

[2] 冯学斌．儿童过敏性紫癜血清及 PBMC 诱生 IL-6，IL-8 及 TNF 的变化［J］．中华儿科杂志，1999，6（3）：377.

[3] 胡皓夫．小剂量肝素疗法在儿科急重症中的应用［J］．中国实用儿科杂志，1997，12（5）：304.

第十二节

清瘟败毒饮加减方治疗手足口病湿热郁蒸型的临床研究

◎ 徐萍萍 高树迎

手足口病是由肠道病毒引起的传染病，其中以柯萨奇病毒 A16 型和肠道病毒 71 型（EV71）最为常见，多发生于 5 岁以下儿童，可引起手、足、口腔等部位的疱疹，少数患儿可引起无菌性脑膜脑炎、脑脊髓炎、肺水肿、循环障碍等并发症[1]。笔者在抗病毒治疗基础上结合清瘟败毒饮加减方治疗 50 例，疗效满意。报道如下。

一、临床资料

（一）一般资料

2008 年 3 月—2010 年 8 月在临沂市中医院儿科手足口病门诊就诊的患

儿100例，按随机数字表法分为两组各50例。治疗组男性30例，女性20例；1～3岁37例，4～5岁13例；有手足口病接触史38例。对照组男性25例，女性25例；1～3岁36例，4～5岁14例；有手足口病接触史30例。两组患儿的年龄、性别、病史、病程以及临床表现等比较差异无显著的统计学意义（$P>0.05$），具有可比性。

（二）诊断标准

西医诊断标准[1]：①急性起病，发热，手足、口腔以及臂部出现斑丘疹、疱疹；②部分患儿伴咳嗽、流清涕、食欲不振症状；③重症病例可出现神经系统受累、呼吸及循环衰竭的表现；④实验室检查：白细胞升高或下降，血糖升高，脑脊液改变，脑电图异常等。中医辨证标准[1]：高热、出疹、口腔溃疡、精神萎顿，舌红或绛、少津，苔黄腻，脉细数，指纹杂暗，属于手足口病普通病例的湿热郁蒸型。

（三）排除标准

依据疑似手足口病但有以下情况之一：①精神差、嗜睡、易惊或烦躁不安；②肢体抖动或无力、瘫痪；③面色苍白，心率加快，末梢循环不良；④呼吸浅促或胸片提示肺水肿。以上情况在治疗过程中均列入重症观察病例，作为湿热郁蒸型转为毒热动风（重症）转化率的临床观察指标。

二、治疗方法

治疗组采用中西医结合疗法[1]。口服清瘟败毒饮加减方：连翘、栀子、黄芩、黄连、生石膏、知母、牡丹皮、赤芍、生薏苡仁、草薢、水牛角。根据患儿的年龄、体质量等定量给药，每天1剂，水煎100～150 mL，分3～4次口服；同时应用利巴韦林注射液10～15 mL/kg，加入10%葡糖糖静脉滴注，每天1次[2]。对照组单纯给予利巴韦林静脉滴注，剂量同上。两组同时进行补液及支持治疗，连续观察10天。

三、疗效标准

显效：体温正常，皮疹消退，无新皮疹出现，生命体征正常；有效：体温正常，皮疹消退，口腔黏膜溃疡减轻但未完全愈合，精神较差；无效：临床症状无改善，皮疹无消退，溃疡仍存在。[3]

四、统计方法

用 SPSS11.5 软件进行统计分析，所有数据以均数 ± 标准差（$\bar{x} \pm s$）表示，两组之间比较采用 χ^2 检验，$P < 0.05$ 为有统计学意义。

五、治疗效果

（一）两组口腔疱疹消失和退热时间比较

口腔疱疹消失时间治疗组为（5.94 ± 0.58）天，对照组为（7.11 ± 0.65）天，组间比较 $P < 0.01$；退热时间治疗组为（2.36 ± 0.52）天，对照组为（3.15 ± 0.60）天，组间比较 $P < 0.01$。治疗组优于对照组。

（二）两组临床疗效比较

两组临床疗效比较见表 2.12.1。治疗组总有效率为 94%，对照组总有效率为 88%。治疗组与对照组比较差异有统计学意义，$P < 0.05$。

表 2.12.1 两组疗效比较（*n*）

组别	显效	有效	无效
治疗组（$n = 50$）	30	17	3
对照组（$n = 50$）	23	21	6

（三）重症转化率

治疗组无转化为重症病例，对照组 3 例转化为重症病例，转化率为 6%。经积极治疗，无死亡病例。

六、讨论

手足口病于 20 世纪 80 年代初传入我国。根据其病因、发病及临床特征，当属中医学温病范畴。时行疫毒经口鼻而入，热毒夹湿，邪毒内湿相搏，引发手足湿热毒，上熏口咽，外透肌肤，发为疮疡，伴发热、咳嗽、腹泻、便秘等症状[4]。经检测，临沂市患儿致病微生物中以 EV71 最为常见。由此病毒感染引起的手足口病症状重，死亡率较高。该病多发于夏秋季节，对应中医五季中的长夏，五行属土，脏腑属脾，病在中焦。因此认为本病的发病多与脾脏及暑湿有关。长夏季节，暑湿当令，患儿阳盛之体，湿热内蕴于中，与外来暑湿疫毒之邪内外互结，蕴于中焦脾胃，脾开窍于口，在体合肉，主四肢，与肛门同属消化道，故湿毒易发生于口腔、肛周及四肢末端。中焦为多气多血之脏，上及心肺，下及肾脏，热盛生痰，化痰阻窍，导致热毒内闭心肝，造成重症。因此应以清热透疹、解毒化湿为主要治则。清瘟败毒饮出自《疫疹一得》，是综合白虎汤、犀角地黄汤、黄连解毒汤三方加减而成。方中重用生石膏直清胃热。因胃是水谷之海，十二经气血皆禀于胃，所以胃热清则十二经之火自消。石膏配知母、甘草是白虎汤法，有清热保津之功，加以连翘轻清宣透、驱热外达，可以清透气分表里之热毒；再加黄芩、黄连、栀子，即黄连解毒汤法，可以通泄三焦，清泄气分上下之火邪。诸药合用，可大清气分之热。水牛角、生地黄、赤芍、牡丹皮共用，为犀角地黄汤法，专于凉血解毒、养阴化瘀，以清血分之热。生薏苡仁与萆薢既健脾又祛湿。以上诸药合用，则中焦湿热自消。湿热郁蒸型是最易转为手足口病重症（热毒动风型）的证型，所以治疗结果直接关系到该病的转归与愈后。中西医结合治疗该证型，对降低手足口病重症的发生率有重要价值。

参考文献

[1] 中华人民共和国卫生部．手足口病诊疗指南（2010 年版）[M]．北京：人民卫生出版社，2010：1.

[2] 胡亚美，汪载芳．诸福棠实用儿科学 [M]．7 版．北京：人民卫生出版社，2002：805.

[3] 国家中医药管理局．中医病证诊断疗效标准 [M]．南京：南京大学出版社，1994：101.

[4] 汪受传，胡天成．中医儿科学 [M]．北京：中国中医药出版社，2004：294-301.

第十三节
病脑清合剂治疗小儿病毒性脑炎 118 例观察

◎ 苏英　尹传清　姚广珍　高树迎

小儿病毒性脑炎日趋增多。现将某医院自1996年6月—1999年6月以来，自拟病脑清合剂治疗小儿病脑 118 例（治疗组）并与同期 50 例相对照（对照组）结果总结如下。

一、临床资料

治疗组 118 例，男性 65 例，女性 53 例；3 ~ 6 岁 52 例，7 ~ 12 岁 66 例。对照组 50 例，男性 28 例、女性 22 例；3 ~ 6 岁 29 例、7 ~ 12 岁 21 例。两组均以秋冬季发病较多（62%），余为散发。两组均以急性起病，分别为有前驱症状（发热、流涕、乏力）88 例、32 例；嗜睡 59 例、28 例；意识障碍 13 例、4 例；昏迷 4 例、2 例；行为异常、定向力差、谵语、欣快者 14 例、2 例；颈项强直、凯尔尼格征阳性、戈登征阳性者 106 例、30 例；头痛伴呕吐者 82 例、37 例。体温多在 37.8 ~ 40℃，分别为高热 28 例、13 例；中等热 31 例，19 例；低热 42 例、11 例。舌质红、苔薄白或苔薄黄，脉浮数 76 例、31 例，舌质红绛、苔黄腻或苔白腻、脉滑数 42 例、19 例。

脑脊液均无色透明。压力升高者 51 例及 27 例，细胞数升高者 92 例及 39 例；分类多以淋巴细胞及单核细胞增高为主，多在（6 ~ 100）$\times 10^9$/L。蛋白质增高在 0.5 ~ 0.86 g/L，糖及氯化物均正常。脑电图多以弥漫性活动为背景，部分以局灶性慢波或棘慢波为主。脑电地形图则以 δ 和 Q 活动的高波幅活动，在弥漫性慢波基础上。大脑半球左侧偏著者 62 例，右侧偏著者 56 例，枕部为著者 13 例，额部为著者 16 例，中央为著者 4 例，后颞部为著者 27 例；轻度异常分别为 43 例及 26 例、中度异常 63 例、18 例，重度异常者 12 例、6 例。

全部病例均符合《儿科学》中病毒性脑炎的诊断标准。

二、治疗方法

西医治疗：所有病例均给予抗生素、激素、镇静、降颅压、能量合剂等综合对症处理。

中医治疗：治疗组加用病脑清合剂，每次 40 ~ 80 mL，共服 3 次。不能口服者给予鼻饲或灌肠，10 天为 1 个疗程。

病脑清合剂由川芎、黄芩、栀子、菊花、白芷、蔓荆子、钩藤、菖蒲各 10 g，石膏 60 g，柴胡 18 g，生地、石决明各 15 g，板蓝根 20 g，甘草 6 g 组成。经本院药厂中药制剂室，中药真空减压浓缩罐煎制成，含生药 90% 浓度，灌装成 250 mL/ 瓶，经高压消毒后使用。

三、疗效标准

显效：临床症状及体征消失，神经系统检查正常；有效：临床症状及体征明显好转，神经系统检查仍有异常；无效；治疗前后临床症状及体征无改善或加重、死亡。

四、治疗结果

疗效见表 2.13.1、表 2.13.2。自两表可看出，两组在疗效比较及主要症状、体征、恢复及住院天数有显著的统计学差异，治疗组疗效明显优于对照组，差异有统计学意义（$P < 0.05$），疗程亦少于对照组。

表 2.13.1　两组疗效比较［n（%）］

组别	显效	有效	无议
治疗组（$n = 118$）	95（80.51）	20（16.95）	3（2.54）
对照组（$n = 50$）	32（64.00）	12（24.00）	6（12.00）

注：$\chi^2 = 7.97$，$P < 0.01$。

表 2.13.2　两组主要症状体征恢复天数［$\bar{x} \pm s$（%）］

主要症状体征	恢复天数	
	治疗组（$n=18$）	对照组（$n=50$）
发热	2.60 ± 0.87（89）	3.41 ± 0.88（32）
头痛	3.54 ± 0.53（82）	3.75 ± 9.66（37）
抽搐	2.08 ± 1.16（21）	3.59 ± 1.61（12）
住院天数	10.82 ± 2.01（118）	13.06 ± 2.10（50）

五、讨论

中医认为本病应属温病、痉病、头痛等范畴。但其发病及临床表现又不尽同于温病，木病应根据八纲、六经、脏腑、经络等辨证综合起来较为适宜，并认为多以风邪为患。本组小儿病脑约 75.5% 有前驱症状，多表现为风邪袭表或脾胃症状，但继而迅速引起“内风症候”，乃与小儿脏腑娇嫩，形气未充，肝常有余的生理特点有关，其病因病理是由外感六淫时邪，由表入里，郁而化热，热极生风，风盛生痰，痰盛生惊。因此在临床施治中，要紧紧抓往热、痰、风、惊四症，祛邪为主给予疏风清热解毒泻火，通络止疼，平肝息风，化痰开窍药为基本治法。现代医学证实病脑的基本病变为神经细胞变性坏死，溶解后形成大小不等的软化灶，脑膜充血、腑组织、胶质细胞增生，血管周围炎性细胞侵润。其超微改变存在着脑细胞氧自由基损害及细胞内钙超载是神经原死亡的主要原因。病毒血症、脑微循环障碍、免疫紊乱等因素参与。病脑合剂中川芎、白芷、柴胡、钩藤、黄芩、菊花等有较强的钙通道阻滞作用；川芎、黄芩、生地亦有抗氧自由基损害作用；抗病毒作用有双花、黄芩、板蓝根、薄荷、石膏；免疫调节作用有生地、板蓝根、郁金；中枢镇静作用有钩藤、菖蒲、郁金；镇疼有蔓荆子。以上诸药几乎都有退热作用。综上所述，该合剂组方合理，作用途径广。从不同的方面增强了抗病毒、退热，免疫调节，改善脑微循环及脑功能的恢复作用，对于缩短病程，改善症状，提高治愈率，减少后遗症，降低死亡率等方面显示了良好的疗效。

第十四节 清里解表汤治疗小儿外感发热 100 例疗效观察

◎ 周峰然　谭辉　高树迎

小儿外感发热系儿科门诊常见呼吸道感染性疾病，采用中药治疗具有见效快，不良反应低，经济等优点。自 2005 年 4 月—2006 年 10 月，笔者用解表清里汤治疗了 100 例，现报道如下。

一、临床资料

（一）一般资料

全部观察病例共 164 例，均为临沂市某医院门诊患者。随机分为 2 组，其中治疗组 100 例，对照组 64 例。治疗组男性 52 例，女性 48 例，对照组男性 33 例，女性 31 例。治疗组 2 岁及以下 21 例,3 ~ 6 岁 43 例,7 ~ 12 岁 36 例；对照组 2 岁及以下 16 例，3 ~ 6 岁 28 例，7 ~ 12 岁 20 例。治疗组病程 24 小时以内 45 人，24 ~ 48 小时为 28 例，48 小时以上 27 例；对照组病程 24 小时以内 31 例，24 ~ 48 小时为 21 例，48 小时以上 12 例。经统计学处理，两组病例在性别、年龄、病程等方面的差异均无统计学意义，具有可比性。

（二）诊断标准

中医诊断标准参照《中药新药治疗小儿外感发热的临床研究指导原则》[1] 以及《实用中医诊断学》（上海科学技术出版社 1988 年 4 月第 1 版）制订。西医诊断标准参照《中药新药治疗小儿外感发热的临床研究指导原则》制订。

（三）评分标准

评分标准见表 2.14.1。轻度：证候总积分≤ 8 分；中度：证候总积分 9 ~ 23 分；重度：证候总积分≥ 24 分。

表 2.14.1　症状评分标准

症状	轻（1分）	中（2分）	重（3分）
发热	37.5 ~ 38℃	38 ~ 39℃	＞39℃
恶寒	略感恶寒，喜偎母怀	明显怕冷，须加衣被	寒战，加衣被仍不解
咽红肿	咽部轻度充血	咽峡及咽后壁充血潮红	咽充血，扁桃体肿胀
鼻塞	轻微鼻塞，不影响呼吸	鼻塞，呼吸鼻鸣	鼻塞不通，张口呼吸
流涕	偶有少量鼻涕	间断流涕	流涕不止
喷嚏	偶有喷嚏	间断喷嚏	喷嚏连连
咳嗽	咳嗽轻浅，偶有咳嗽	间断咳嗽，次数不频	频频作咳，影响睡眠
咯痰	咳时偶有少量痰涎	咳时有痰，喉中少量痰鸣	咳时痰多，喉中痰鸣
倦怠	稍有疲倦，不影响活动	倦怠明显，不愿活动	精神倦怠，卧床不起
便秘	大便稍干	大便干结	大便干如羊粪

二、治疗方法

治疗组：均服用清里解表汤。药用：金银花 15 g，连翘 12 g，石膏 20 g，葛根 15 g，柴胡 15 g，薄荷 9 g，青蒿 12 g，荆芥 9 g，生大黄 3 g。药物剂量随年龄增减（此为 7 ~ 12 岁组剂量）。水煎服，每天 1 剂。疗程 3 天。

对照组：按照说明服用牛磺酸颗粒，1 岁以内每次半包，一天三次；1 ~ 3 岁 1 包，一天三次；4 ~ 6 岁 1.5 包，一天三次。7 岁及以上 2 包，一天三次，疗程 3 天。

对治疗组与观察组体温超过 38.5℃的患儿，均配合口服退热剂。

三、疗效评定标准与结果

（一）疗效评定标准

痊愈：服药 48 小时内，体温恢复正常（腋温降至 37 ℃以下，不再回升），证候总积分减少≥ 90%，异常理化指标恢复正常。显效：服药 48 小时内，体温恢复正常，证候总积分减少≥ 75%，异常理化指标接近正常。有效：服药 48 ~ 72 小时内，体温恢复正常，证候总积分减少≥ 50%，异常理化指标有所改善。无效：不符合上述标准者。

（二）结果

两组总疗效比较见表 2.14.2，治疗组总有效率为 95.0%，对照组总有效率为 85.9%。两组退热时间比较见表 2.14.3。

表 2.14.2　总疗效比较（*n*）

组别	治愈	显效	有效	无效
治疗组（$n = 100$）	52	28	17	5
对照组（$n = 64$）	18	20	17	9

表 2.14.3　两组退热时间比较（*n*）

组别	时间 < 24 小时	48 小时 > 时间 ≥ 24 小时	72 小时 > 时间 ≥ 48 小时	时间≥ 72 小时
治疗组（$n = 100$）	33	46	16	5
对照组（$n = 64$）	17	20	18	9

四、讨论

小儿外感发热由风热之邪所致者甚多。由于小儿“阳常有余，阴常不足”且“发病容易，传变迅速”，所以平素阳气偏盛，感风热之邪后容易入里化热，表邪未解，里热已盛，形成表里俱热之证。或部分小儿平素过食肥甘厚味，肺胃积热，每感邪后则表邪外束，里热不能发越，怫郁于里，故表热里热俱重而出现高热。因此对外感发热常见证型表里俱热型宜采用解表清里法。

自拟清里解表汤中柴胡被张仲景用来治疗邪在半表半里之疾，柴胡有轻清上升，宣透疏达之性，具解表散热之功；薄荷其气芳烈，轻清凉散，善疏上焦风热。连翘能透达表里，长于清心泻火，解上焦之热。荆芥功擅祛风解表。四药使在表之热从表而解。葛根气质轻扬，具升散之性，长于散阳明肌肉之邪以解肌退热；石膏外能解肌肤之热，内能清肺胃之火，热退津生，又可除烦止渴。金银花甘寒清热而不伤胃，芳香透达而不遏邪。金银花宣散表热走表，石膏辛寒散热走里，二者相得益彰，表里同治。三药合用使里热从里而清。青蒿苦寒芳香，善清泄肝胆和血分之热，使阴分伏热外透而出。大黄味苦性寒，使邪从大便而出。综观全方，寒温并用，轻清宣透，兼以下代清，使邪有出路。以轻清泄热透表为主，辅以散寒解肌退热及泻下清热。该方与仲景大青龙汤同为清里解表之剂。但大青龙汤乃外有风寒，内有里热，故以麻黄、石膏为主治之，该证为外有表热，内有里热。故用柴胡、青蒿、金银花、石膏解表清里，里热虽同表证有异，故治则，用药有别。本方辛凉解表而不伤阴，清热而不遏邪，轻清宣透而透邪外出。全方共奏解肌退热、清热透邪之功。

参考文献

[1] 郑筱萸．中药新药治疗小儿外感发热的临床研究指导原则（试行）[M]．北京：中国医药科技出版社，2002：260-263.

第十五节
聪脑饮高压氧治疗新生儿缺氧性脑病临床观察

◎ 高树迎 姚广珍

新生儿缺氧性脑病，多由于宫内或产程中出现窒息，致使脑组织缺氧，脑细胞及间质水肿，代谢障碍。从而出现神经系统的功能异常，全身脏器均有不同程度的受损，有的可合并颅内出血和吸入性肺炎，如治疗不当可引起死亡，或出现运动、感觉、听力及智力障碍、癫痫等后遗症。近三年来，笔者采用中药制剂聪脑饮配合高压氧治疗，收效满意，现报道如下。

一、临床资料

本组 95 例，随机分两组，治疗组 50 例中，男性 30 例，女性 20 例；剖宫产 15 例，使用助产器 35 例；体重 2.5 kg 以下 10 例，2.5 kg 以上 40 例；产后 1 分钟新生儿 apgar 评分 4 分 10 例，5 ~ 6 分 30 例，7 分 10 例，无 1 例超过 8 分。合并颅内出血 10 例、肺炎 20 例。对照组 45 例中，男性 27 例，女性 18 例；剖宫产 10 例，使用助产器 35 例；体重 2.5 kg 以下 8 例，2.5 kg 以上 37 例；产后 1 分钟新生儿 apgar 评分 4 分 8 例，5 ~ 6 分 30 例，7 分 7 例；合并颅内出血 7 例、肺炎 18 例。以上性别比例，产后评分人数及并发症两组比较均 $P > 0.05$（χ^2 分别为 0.51、0.61 和 0.58），具有可比性。诊断方法：有宫内或产程中窒息史；apgar 评分 7 分以下；颅脑 CT 显示脑实质密度降低。

二、治疗方法

治疗组早期采用西医常规治疗配合高压氧及聪脑饮治疗。对照组只用西医常规治疗。

早期采用呼吸复苏，呼吸建立后给予吸氧，抗感染，适量脱水剂，脑细胞营养药，抽搐可用镇静剂，呼吸衰竭给予呼吸兴奋剂，有颅内出血施止血剂，输血约 3 天后予聪脑饮加高压氧治疗。

聪脑饮药用：胎盘、枸杞各 10 g，川芎、首乌、当归各 6 g、熟地 10 g，菖蒲 6 g，远志 3 g 等。经我院中药制剂室制作，将上药煎熬提纯浓缩至 10 mL，装入瓶中，每 10 mL 相当于原生药 30 g。不足 10 天每次 3 mL，每天 3 次；10 天以上每次 5 mL，每天 3 次；30 天以上每次 10 mL，每天 3 次。连服 2 月。

高压氧疗法：新生儿治疗前半小时喂奶，用纯氧排空舱内空气，小儿在舱内呈侧卧位，采用稳压持续供氧，压力在 0.02 ~ 0.03 MPa，升压速度按每分钟 0.002 MPa，降压速度为每分钟 0.02 ~ 0.03 MPa，吸氧时间为 20 分钟，每天 1 次，连续治疗 20 天。伴有颅内出血，待血止后，病情稳定，约生后

5 天，即可进行高压氧治疗。

三、治疗结果

痊愈：呼吸平稳，紫绀消失，吃奶有力，无呛咳，精神好，四肢活动正常，颅脑 CT 无密度减低，随访两年无后遗症发生。治疗组 49 例，对照组 38 例；死亡对照组 3 例，治疗组无死亡；后遗症治疗组 1 例，对照组 4 例。治疗组，1 例出现抽搐、昏迷、呼吸衰竭，经治疗出院，两年随访出现脑性瘫痪，智力障碍。而对照组两年随访出现后遗症 4 例，均为脑性瘫痪，并智力低下。

四、讨论

新生儿缺氧性脑病，多由于难产、窒息，使脑组织缺血、缺氧，从而造成脑组织细胞变性，间质水肿，严重者可并发颅内出血。可表现为精神症状，如烦躁，或精神萎靡，甚则昏迷、呕吐、抽搐，重则出现呼吸循环衰竭而死亡。后期可出现智力及运动功能等神经系统后遗症，因此，对本病的早期治疗效果是能否出现后遗症、减少死亡的关键。根据本病的发病机理，早期运用西医常规及对症处理，包括吸氧、降低颅内压、纠正酸中毒、控制感染，使用维生素 K 预防出血，使用脑细胞营养药等综合处理，待病情稳定后予聪脑饮和高压氧治疗。

新生儿窒息时血氧分压下降，二氧化碳分压升高，无氧代谢性酸中毒，可导致血糖下降，各脏器均可受累，特别是脑组织，缺氧时使脑细胞肿胀，间质水肿，颅内压增高，从而引起脑组织结构和功能的破坏。高压氧治疗即在超过一个大气压的压力下吸纯氧，从而改善了全身的缺氧状态，有利于机体各脏器特别是脑组织的修复，因脑组织对缺氧最为敏感，高压氧治疗能增加血氧含量，提高氧分压，扩大血氧弥散范畴，改善脑组织缺氧状态，促进脑组织侧支循环的建立，提供营养通道，促进脑细胞的修补及脑功能的恢复，防止后遗症的发生，降低病死率。

本病中医学无专门系统的论述，发病初期根据临床的不同表现应属于中医学“呕吐”“急惊风”“胎毒”等范畴，后遗症期根据不同表现则属于“痿壁”“癫证”“狂证”“痫证”等范畴。本病乃由于先天不足，胞胎失养，生产时吸入胎中痰浊之物，阻塞清窍，气血瘀滞所致。故治宜补肾益髓，化痰祛浊，活血通窍。方中胎盘，又称紫河车，补肾益髓，健脑益智；枸杞、熟地、制首乌补肝肾，益精血，促进脑细胞代谢及修复；菖蒲、远志醒脑开窍，益智化痰；当归、川芎活血化瘀，川芎能上行头目，下达血海，古称本药为头部瘀血必用之品，故能改善脑及全身微循环，促进脑组织修复。共奏补肝肾，益精血，化瘀血，祛痰浊，醒脑窍，益神智之功，是治疗新生儿窒息的理想药物，与高压氧治疗相结合，二者互相协同，故起到了满意的临床效果。

第三章
中西医结合治病

习近平总书记指出："中医药学是中国古代科学的瑰宝，也是打开中华文明宝库的钥匙。"作为我国医疗卫生事业的独特优势，中医药学包含着中华民族几千年的健康养生理念及其实践经验。我们要牢牢把握我国医药卫生事业改革发展的新机遇，乘势而上，进一步促进中医药传承创新发展，加强中西医结合，更好守护人民健康。坚持中西医并重，加强中西医结合，这将是一个长期过程。中西医结合的重点在于优势互补，最大限度发挥中西医各自优势，利用中西医各自特点，增强内生动力，做到取长补短、相互促进、协同攻关，解决医学难题。

第一节
中西医结合治疗儿童支气管哮喘临床研究

◎ 杨茂建　于明琛　高树迎

自 1993 年 6 月以来，作者团队采用中西医结合方法治疗儿童支气管哮喘 96 例，取得满意疗效，现报告如下。

一、临床资料

（一）一般情况

188 例患儿随机分为两组。治疗组 96 例，男性 57 例，女性 39 例；年龄 3 ~ 12 岁，平均 7.6 岁；病程 2 ~ 9 年，平均 4.9 年；轻度 43 例，中度 40 例，重度13例。对照组92例，男性56例，女性36例；年龄3～13岁，平均7.8岁；病程2～10年，平均5.1年；轻度43例，中度38例，重度11例。两组患儿性别、年龄、病程及病情经统计学处理，差异均无显著的统计学意义（$P > 0.05$），具有可比性。

（二）诊断标准

188例均符合1992年全国儿科协作组制定的“儿童哮喘诊断及治疗常规”中的儿童哮喘诊断标准及病情分度[1]。

二、治疗方法

（一）治疗组

服用益肾平哮口服液（由银杏、桂枝、川芎、黄芩、淫羊藿、补骨脂、黄芪、五味子、地龙、白术、熟地黄、紫河车等组成，我院中药制剂室制备，每瓶100 mL，含生药50 g），6岁以下患儿每次服20 mL，6岁以上每次服40 mL，每天3次，1个月为1个疗程，共服6个疗程。同时配合倍氯米松气雾剂吸入，6岁以下每次50 μg，6岁以上每次100 μg，每天4次，1个月为1个疗程，共6个疗程。

（二）对照组

采用倍氯米松气雾剂吸入，剂量、用药次数及疗程同治疗组。

三、疗效判断标准及治疗结果

（一）疗效判断标准

依据1993年中华医学会呼吸病学会哮喘学组与中华结核和呼吸杂志编委会制定的标准[2]。

（二）疗效评价时间

近期疗效评价于治疗6个疗程结束后6个月，远期疗效评价于治疗6个疗程结束后2年。

（三）统计学分析

计数资料采用χ^2检验，计量资料采用t检验，必要时做方差分析。

（四）近期疗效

治疗组 96 例，临床治愈率 50.0%，总有效率 97.9%；对照组 92 例，临床治愈率 20.7%，总有效率 83.7%。经统计学处理，两组临床治愈率比较差异有非常显著的统计学意义（$P<0.01$），两组总有效率比较差异有显著的统计学意义（$P<0.05$）。

（五）远期疗效

治疗组 96 例，临床治愈率 79.2%，总有效率 99.0%；对照组 92 例，临床治愈率 25.0%，总有效率 79.3%。经统计学处理，两组临床治愈率比较差异有非常显著的统计学意义（$P<0.01$），两组总有效率比较差异有显著的统计学意义（$P<0.05$）。

（六）肺功能变化

对 138 例 5 岁以上哮喘患儿测定其治疗前后的用力肺活量（forced vital capacity，FVC）、呼气峰流量率（peak expiratory flow rate，PEFR），结果见表 3.1.1。治疗前两组差异无统计学意义（$P>0.05$），治疗后近期和治疗后远期两者在 FVC、PEFR 的差异均有统计学意义（$P<0.01$）。

表 3.1.1　两组患儿肺功能占预计值的百分比（均值）比较

组别		治疗前	治疗后近期	治疗后远期
治疗组（$n=70$）	FVC	67.10%	91.20%	96.70%
	PEFR	65.30%	88.10%	93.30%
对照组（$n=68$）	FVC	67.90%	73.90%	75.30%
	PEFR	66.00%	71.60%	73.80%

（七）两组患儿治疗前后血清 IgE 变化比较

两组患儿治疗前后血清 IgE 变化比较见表 3.1.2。治疗前两组差异无统计学意义（$P>0.05$），治疗后近期和治疗后远期两者的血清 IgE 的差异均有统计学意义（$P<0.05$）。

表 3.1.2　两组患儿治疗前后血清 IgE（均值）比较　　单位：mg · L^{-1}

组别	治疗前	治疗后近期	治疗后远期
治疗组（$n=96$）	5.66	3.81	2.67
对照组（$n=92$）	5.57	4.99	5.23

（八）激素不良反应

经治疗 6 个疗程结束后的 6 个月随访，治疗组 96 例均未发生不良反应，对照组口腔霉菌感染的发生率为 9.8%，上呼吸道感染 3 次以上的发生率为 18.5%。

四、讨论

目前，国内外治疗支气管哮喘主要采用糖皮质激素以抗炎，但治愈率低，停药后易复发，且激素不良反应发生率高。临床研究发现，长时间大剂量使用激素气雾剂，可抑制肾上腺皮质功能，使血浆皮质醇低下，并可削弱气道黏膜的抵抗力，导致呼吸道感染[3]。这均是造成哮喘复发的重要原因。

现代医学研究表明，淫羊藿、补骨脂、熟地黄等补肾药能保护肾上腺皮质功能，提高抑制性 T 淋巴细胞功能，抑制 IgE 的产生，从而阻断 IgE 介导的速发性变态反应，从根本上防止哮喘的发作[4]。银杏、桂枝、黄芩具有消除气道黏膜慢性炎症的作用。现代药理研究证实，黄芪、白术能提高机体免疫功能，增强气道黏膜的抗感染能力[5]。因此，益肾平哮口服液治疗儿童哮喘在增强倍氯米松抗炎疗效的同时，也保护了患儿肾上腺皮质功能，阻断了 IgE 介导的速发性变态反应，增强了呼吸道黏膜抵抗感染的能力，防止了哮喘复发，从而发挥了治本作用。本研究结果表明，中西医结合疗法在提高哮喘的临床治愈率、总有效率及肺功能方面，均显著优于对照组，在降低血清 IgE 及激素不良反应方面也显著优于对照组。

参考文献

[1] 全国儿科哮喘协作组 . 儿童哮喘诊断标准和治疗常规 [J] . 中华儿童保健杂志，1993，1(4)：249-250.
[2] 中华医学会呼吸学会哮喘学组 . 支气管哮喘的定义、诊断、严重度分级及疗效判断标准 [J]. 中华结核和呼吸杂志，1997，16(增刊)：5.
[3] 许得盛，沈自尹，王文健，等 . 补肾健脾法在防治重症哮喘中的作用探讨 [J] . 中国中西医结合杂志，1997，17(10)：584-586.
[4] 沈自尹，胡国让，许得盛，等 . 补肾法预防哮喘的变态和非变态和反应机理研究 [J]. 中西医结合杂志，1989，9(2)：82.
[5] 王筠默 . 中药药理学 [M]. 上海：上海科学技术出版社，1985.

第二节

中西医结合治疗病毒性心肌炎 48 例

◎ 高树迎

病毒性心肌炎为病毒感染而引起的心肌局部或弥漫性病变，发病急，变化快，易反复，少数暴发型心肌炎可在短时间内死亡。笔者以苦参葛根饮配合现代医学疗法治疗 48 例，并以 42 例为西医治疗对照，中西医结合组（治疗组）疗效优于西医对照组，提示中西医结合治疗本病具有明显优势。

一、临床资料

本组 90 例中，男性 52 例，女性 38 例；年龄最小 7 个月，最大 13 岁，平均 6.4 岁，均为我院住院患者。用抽签法将 90 例患者随机分为治疗组 48 例，对照组 42 例，两组年龄、性别经统计学比较，差异均无统计学意义，具有可比性。诊断标准以 1999 年全国病毒性心肌炎学术会议所拟诊断标准为依据[1]。

90例中，有80例出现胸闷、烦躁、活动后心慌加重；10例无明显自觉症状；10例出现心功能不全，2例出现室性心动过速、心源性休克；70例胸透心脏示不同程度地增大；心电图显示窦性心动过速50例，ST-T改变（主要在Ⅰ、Ⅱ、AVF、V_5）40例、室性心动过速2例，房室传导阻滞10例，室性早搏10例，房性早搏4例，心动过缓2例，化验结果显示：谷草转氨酶增高60例，α-羟丁酸脱氢酶增高50例，肌酸激酶增高70例，肌酸激酶同工酶增高75例，抗心肌抗体阳性60例。病毒检测阳性72例，其中柯萨奇病毒55例、埃可病毒6例、呼吸道合胞病毒5例、流行性腮腺炎病毒3例、流感病毒3例。

二、治疗方法

治疗组：予苦参葛根饮，药用：苦参9 g，竹叶6 g，葛根12 g，板蓝根15 g，荆芥6 g，芦根15 g，丹参10 g，甘草3 g。头煎加水250 mL，煎20分钟取汁。二煎加水200 mL，煎15分钟，二次所取药汁混合后加冰糖15 g，再加热浓缩至60 mL。3岁以下每次20 mL口服，3岁以上每次30 mL，每天2次，同时予西药治疗，10天为1疗程。

对照组：卧床休息，直至症状体征消失，主要化验指标正常为止；抗病毒治疗，予利巴韦林每天12 mg/kg静脉滴注，连用3周，静脉滴注干扰素每天100万IU肌肉肌注，连用3天，大剂量维生素C，每天300 mg/kg静脉滴注，连用3周；营养心肌：1,6-二磷酸果糖每天20 mg/kg，静脉滴注，连用3周。其他营养心肌药物如辅酶A每天100 U、三磷酸腺苷（adenosine triphosphate，ATP）每天20 mg，用10%葡萄糖注射液稀释后静脉滴注，连用6周；微量肝素疗法：用凯瑞肝素钙每天10 U/kg，大腿内侧皮下注射，连用10天；对症治疗，如出现心律不齐，心力衰竭，甚至心源性休克，予相应的治疗。

三、治疗结果

显效：症状体征消失，心电图正常，心肌酶谱正常，抗心肌抗体阴性，治疗组38例，对照组20例；有效：症状体征好转，心电图大致正常，心肌酶谱正常，抗心肌抗体仍阳性，治疗组 9 例，对照组 19 例；无效：症状体征变化不大或加重，心肌酶谱好转，心脏扩大恢复，抗心肌抗体阳性，心电图无明显好转，治疗组 1 例，对照组 3 例。治疗组总有效率为 97.91%，对照组总有效率为 92.84%，统计学比较二组疗效的差异有统计学意义，治疗组疗效优于对照组，$\chi^2 = 8.15$，$P < 0.05$。

四、讨论

病毒性心肌炎，在中国医学中属心悸范畴。古代文献多涉及心气虚、心阳虚、心血阻瘀、心阴虚、心血虚、惊恐痰阻等，从未提及外感因素。根据本病发病多因感受外邪所致，初期往往先有发烧、流涕、咳嗽、怕冷等症状，继而出现心悸、胸闷、乏力等表现，因此笔者认为，心悸辨证应分外感与内伤。本病初期乃感受外邪，袭于肺卫，肺朝百脉，心主血脉，故外邪由肺卫及心而出现心悸，治以疏风解表，清心宁神，苦参葛根饮，即在这一原则指导下所拟。方中苦参，清热解毒、清心宁神，药理研究及报道均证明该药有纠正心律失常的作用，并能渗透到心肌细胞内杀灭病毒[2]，是为主药；葛根、荆芥，疏风解表；板蓝根、芦根、竹叶，清心安神；丹参，活血宁神，全方具有解表、清热、安神之效，适用于病毒性心肌炎初期。

抗病毒治疗：抗病毒治疗宜早用，尽快抑制病毒在体内复制，控制病情进展，抗病毒药物较多，本文用利巴韦林与干扰素合用，疗效尚满意。

营养心肌：目前为大多数人认可的首选 1,6- 二磷酸果糖，系葡萄糖代谢过程中的重要代谢产物，可提供葡萄糖旁路代谢，加速糖酵解，ATP 对心肌的能量代谢起着重要作用，可提高心肌对缺氧的耐受力，促进心肌细胞的修复[2]。本药还具有抗氧化作用，与三磷酸腺苷、辅酶 A 配合，在病毒性心肌炎的治疗中占重要地位。

大剂量维生素 C：维生素 C 参与体内糖代谢及氧化还原过程，有利于心肌代谢。大量临床报道显示，大剂量维生素 C 治疗病毒性心肌炎疗效可靠，尤其在出现心衰甚至心源性休克时应用维生素 C 尤为重要。

微量肝素钙疗法：肝素钙，除具有活血抗凝，改善微循环，保护血管内皮细胞外，还具有免疫抑制和抗炎作用[3]。微量肝素疗法治疗免疫性疾病是近年探索出的一个新疗法，目前，此法已被广泛用于新生儿硬肿症、支气管哮喘、过敏性紫癜等疾病。而用于病毒性心肌炎尚未见报道。据资料显示，病毒性心肌炎的心肌损伤，除病毒侵犯心肌造成直接损害外，更重要的是由于心肌损害造成的免疫损伤，故临床检验有些患儿出现抗心肌抗体阳性[4]。因此，用肝素钙大腿内侧皮下微量注射，安全可靠，无出血和不良反应，同时还具有改善微循环、抑制免疫及抗炎作用，可以有效地保护心肌免受免疫性损害，故取得了满意的疗效，因属于初步探讨期间，又未见有关这方面的报道，肝素钙治疗本病在许多方面还值得探讨。

参考文献

[1] 中华医学会儿科分会心血管组.病毒性心肌炎诊断标准[J].中华儿科杂志，2000，38(2)：75.

[2] HASSINEN I E，NUUTINEN E M，ITO K，et al. Mechanism of the effect of exgenou fructose 1,6-Bisphosphate on myocardial energy metabolism [J]. Circulation，1991，83 (2)：584-593.

[3] 中华医学杂志编委会.肝素临床应用专题座谈会纪要[J].生化药物杂志，1987，67(6)：51-62.

[4] 韩彦彦，董丽芬，康娜.病毒性心肌炎患儿机体免疫状况研究[J].临床儿科杂志，1999，17(4)：210-212.

第三节

中西医结合治疗病毒性脑炎临床研究

◎ 侯芳　高树迎　王明杰

病毒性脑炎为近年儿科常见病，自1999至2004年，根据该病临床上多有发热、恶心、眩晕、头痛、烦躁、呕吐等症状，我们自拟病脑饮治疗该病

110例，并以90例单纯西药治疗作对照，取得了满意的临床疗效，报告如下。

一、临床资料

全部200例来自本院门诊及住院患儿，随机分为治疗组及对照组。治疗组110例中，男性60例，女性50例；年龄3～14岁，平均8.5岁；春季发病42例，夏季48例，秋季10例，冬季10例；临床表现为发热108例，胸胁不适70例，恶心100例，呕吐60例，眩晕60例，头痛100例，抽搐6例，昏迷2例。对照组90例中，男性50例，女性40例；年龄3～14岁，平均8.8岁；春季发病32例，夏季40例，秋季8例，冬季10例。临床表现为发热90例，胸胁不适60例，恶心85例，呕吐52例，眩晕50例，头痛85例，抽搐4例，昏迷1例。两组性别、年龄、发病季节及临床表现经χ^2检验，差异无显著的统计学意义（$P < 0.05$），具有可比性。

二、诊断方法

符合下列①②③为确诊病例，脑电图供参考。①临床表现：症状有发热、头痛、眩晕、恶心、呕吐、口苦、咽干，少数有抽搐、昏迷。体征：锥体束征阳性、脑膜刺激征阳性。②脑脊液：蛋白阴性或弱阳性，白细胞计数50～500个，以单核细胞为主。③脑电图异常，以弥漫性慢波为主。

三、治疗方法

两组均用抗病毒治疗，选用利巴韦林100 mg/kg体重，或更昔洛韦5 mg/kg体重，静脉滴注。每天1次，连用10天；脑细胞营养药，10%葡萄糖250～500 mL加入维生素C 200 mg/kg，维生素B_6 0.1 g，三磷酸腺苷20 mg，辅酶A 100 U；无抽搐昏迷，加胞二磷胆碱0.25。静脉点滴，每天1次，连用15天。有脑水肿、抽搐、昏迷用苯巴比妥10 mg/kg，静脉注射，或安定0.5～1 mg/kg，静脉注射；对高烧不退伴抽搐昏迷的重症患者用干扰素100万IU，肌内注射，每天1次，连用3天。严重患儿用静脉丙种球蛋白200 mg/kg，连用4天。

治疗组加服病脑饮（药物组成：柴胡10～20 g，黄芩6～12 g，半夏

4.5～9 g，党参 6～8 g，甘草 6～9 g，生姜 3～5 片，大枣 3 枚，板蓝根 10～20 g，金银花 10～30 g；伴头痛加蔓荆子 6～10 g，钩藤 10～15 g，石决明 20～30 g；恶心呕吐加竹茹 6～10 g，陈皮 6～9 g；眩晕加茯苓 10～15 g，泽泻 6～9 g；高烧、面赤加石膏 30 g，生地黄 10～30 g；抽搐、昏迷加石决明 30 g，钩藤 15 g，全蝎 4 g，蜈蚣 1 条），鼻饲给药。连续用药 10 天。

四、疗效标准

痊愈：临床症状、体征消失，反应敏捷，无意识障碍；脑电图恢复正常节律，无任何后遗症发生。显效：疗程结束后，体征消失，脑电图正常，无后遗症发生，但有低热、头痛等症状。有效：经治疗后，早期症状、体征消失，但有后遗症（如癫痫、智力减退、运动障碍）。无效：治疗无效死亡。

五、结果

（一）两组临床症状、体征疗效

两组临床症状、体征疗效见表 3.3.1。治疗组在发热、头痛、呕吐、病理反射消失、脑脊液恢复方面均优于对照组（$P<0.05$）。

表 3.3.1　两组临床症状与体征消失天数（$\bar{x}\pm s$）

组别	发热	头痛	呕吐	病理反射消失	脑脊液正常
观察组（$n=110$）	3.13±1.78	5.11±2.36	2.31±1.21	13.56±1.22	10.33±2.18
对照组（$n=90$）	5.32±2.81	7.12±2.77	3.31±1.81	15.50±3.81	14.88±3.21

（二）两组临床疗效比较

两组临床疗效比较见表 3.3.2。两组疗效差异有统计学意义（$P<0.05$）。

表 3.3.2　两组临床疗效比较比较（n）

组别	痊愈	显效	有效	无效
治疗组（$n=110$）	106	4	0	0
对照组（$n=90$）	80	8	2	0

六、讨论

自 1958 年用白虎汤参与治疗流行性乙型脑炎以来，中药治疗各种病毒性脑炎取得了良效，也开拓了中医在病毒感染性疾病方面的应用领域。随着近年来我国儿童卫生保健制度的进一步健全及免疫注射措施到位，使得乙型脑炎发病率已降至很低的水平，但近年来肠道病毒及呼吸道病毒引起的脑炎及传染病后脑炎如风疹、腮腺炎脑炎等又有大幅上升趋势。该病发病不像乙型脑炎那样凶险，往往有发烧、恶寒的病史，头痛以两颞部为多，伴有恶心、呕吐、心烦等症状。此为病在太阳传经至少阳所致。病脑饮为小柴胡汤加金银花、板蓝根而成。方中柴胡解表清热，善解半表半里之热；黄芩入胆经清里热，二者为清泄邪在少阳的主药，为邪在少阳，出现寒热症状、口苦咽干、恶心呕吐、心烦纳差者必用之品。党参扶正益气，以防邪从少阳内陷入里。生姜、半夏、大枣和胃止呕。金银花、板蓝根清热解毒，助黄芩清里泄热。金银花轻清宣散，能助柴胡疏表散热。蔓荆子专治少阳头痛，肝热抽搐时用石决明、钩藤之类以平肝潜阳，用全蝎、蜈蚣之类以息风止痉。热盛面赤，乃少阳转入阳明之征，故用石膏、生地黄清火养阴。通过临床观察可以看出，病脑饮加减治疗小儿病毒性脑炎对于提高疗效、缩短疗程、减少后遗症及死亡率具有重要意义。

第四节

中西医结合治疗手足口病临床研究

◎ 高树迎　周峰然　唐传锋

手足口病是由肠道病毒引起的传染病，其中以柯萨奇病毒 A16 型（Coxsackie virus A16，CVA16）和肠道病毒 71 型（enterovirus 71，EV71）最为常见，多发生于 5 岁以下儿童，可引起手、足、口腔等部位的疱疹，少数患儿可引起无菌性脑膜脑炎、脑脊髓炎、肺水肿、循环障碍等并发症。我们用中西医结合方法治疗手足口病效果较好，总结如下。

一、临床资料

（一）研究对象的一般情况

共120例研究对象，均为临沂市中医医院2012年4月至2012年8月住院患儿，随机分为两组。治疗组60例，男性36例，女性24例；1~3岁42例，4~5岁18例；病程2~48小时，平均25.1小时；有手足口接触史8例。对照组60例，男性34例，女性26例；1~3岁39例,4~5岁21例；病程2~48小时，平均26.3小时；有手足口接触史14例。两组年龄、性别、病史、病程以及临床表现的差异无统计学意义（$P>0.05$），具有可比性。

（二）西医诊断标准

按《手足口病预防控制指南》中制定的西医诊断标准。①在流行季节发病，常见于学龄前儿童，婴幼儿多见。②发热伴手、足、口、臀部疱疹，或无发热。③极少数重症患者皮疹表现不典型，临床诊断比较困难，需要结合实验室检查才能做出诊断。④若无皮疹，临床不便于诊断为手足口病。⑤临床诊断符合下列条件之一，为实验室确诊：A. 从咽拭子或咽喉洗液、肛拭子或粪便、疱疹液、脑脊液、血清及脑、脾、肺、淋巴结等组织的标本中分离出人肠道病毒（包括EV71和CVA16等有明确证据表明可致手足口病的人肠道病毒）。B. 从咽拭子或咽喉洗液、肛拭子或粪便等标本中检测到EV71或CVA16特异性核酸，或从疱疹液、脑脊液、血清以及脑、脾、肺、淋巴结等组织标本中检测到人肠道病毒（包括EV71和CVA16等有明确证据表明可致手足口病的人肠道病毒）的特异性核酸。C. 血清标本中人肠道病毒型特异性中和抗体的滴度大于等于1∶256，或急性期、恢复期的血清肠道病毒特异性中和抗体升高4倍或以上。

（三）中医诊断标准

按《山东省中医药防治手足口病技术指南》中的中医辨证论治标准，为湿热毒盛型。身热持续，烦躁口渴，小便黄赤，大便秘结，手、足、口部及四肢、臀部疱疹，痛痒剧烈，甚或拒食，疱疹色泽紫暗，分布稠密，或成簇出现，根盘红晕明显，疱疹浑浊，舌质红绛，苔黄厚腻或黄燥，脉滑数。

（四）研究对象的选择

1. 纳入标准

符合《手足口病预防控制指南》普通患者诊断标准，符合 2009 年《山东省中医药防治手足口病技术指南》制定的辨证标准中湿热毒盛型，年龄 6 个月～5 岁，病程 48 小时以上，征得监护人同意并签署知情同意书者。

2. 排除标准

合并肺、心、脑并发症如脑炎、神经源性肺水肿、心肌炎、血糖升高（空腹全血血糖 6.7 mmol/L 以上）、白细胞 10×10^9/L 以上及其他如癫痫等疾病，病程 48 小时以上，已知或可能对试验药物及其组分过敏，不能口服中药制剂。

3. 脱落标准

出现过敏或严重不良事件，应该将试验停止，出现其他疾病，能够影响疗效及安全性判断，试验用药的依从性小于 80% 或自动停止或更换药物，自行退出的受试者。

4. 剔除标准

不符合纳入标准，未曾使用试验用药，脱落失访，治疗后无检测记录。

二、治疗方法

两组均用头孢西丁（国药准字 H20063242，产品批号 312042032）50～100 mg/kg 加入 0.9% 生理盐水，静脉滴注，维生素 C 注射液（国药准字 H37020716，产品批号 1202035）0.1～0.15 g/kg，维生素 B 注射液（国药准字 H37020720，产品批号 1109063）0.005～0.01 g/kg，利巴韦林（国药准字 H19993063，产品批号 HL9999240）10～15 mg/kg 加入 10% 葡萄糖注射液，静脉滴注；干扰素 α1b（国药准字 0040038，产品批号 201230309）6 μg，肌内注射，每天 1 次。

治疗组采用《手足口病诊疗指南（2010 年版）》中西医结合疗法，加用清瘟败毒饮。药用连翘（0.7 g/10 g）1包，栀子（1 g/10 g）1包，黄芩（0.9 g/10 g）1包，黄连（0.5 g/3 g）1包，生石膏（0.6 g/15 g）1包，知母（0.5 g/10 g）1包，丹皮（1.2 g/10 g）1包，赤芍（2 g/10 g）1包，薏苡仁（1.4 g/15 g）1包，川草薜（0.5 g/10 g）1包，水牛角（6 g）1包，生地（2 g/10 g）1包。均为广东一方中药免煎制剂，0.7 g/10 g 意为每包装单位 0.7 g 相当于生药 10 g。6个月~1岁各1/5包、1~2岁各1/4包、2~3岁各1/3包、3岁以上各1/2包，每天2次，开水冲服。两组均3天为1个疗程，治疗2个疗程。

三、疗效标准

疗效标准[3]如下。显效：体温正常，疱疹消退，无新皮疹消退，生命体征正常。有效：体温正常，疱疹消退，口腔黏膜溃疡减轻但未完全愈合，精神较差。无效：症状无改善，疱疹未消退，溃疡仍存在。

四、统计学方法

用 SPSS11.5 软件包统计，两组间比较采用成组 t 检验，$P<0.05$ 为有统计学意义。

五、治疗结果

（一）两组口腔疱疹及疼痛消失时间

两组口腔疱疹及疼痛消失时间见表 3.4.1。两组疮疹消失、疼痛消失的差异均有统计学意义（$P<0.01$）。

表 3.4.1　两组口腔疱疹及疼痛消失天数（$\bar{x}\pm s$）

组别	疱疹消失	疼痛消失
治疗组	2.94±0.58	2.36±0.52
对照组	4.11±0.65	3.15±0.60

（二）两组疗效比较

两组疗效比较见表3.4.2。治疗组有效率为98.3%，对照组有效率为85.0%，经统计$\chi^2=7.84$，两组差异均有统计学意义（$P<0.01$）。

表3.4.2　两组疗效比较（*n*）

组别	显效	有效	无效
治疗组（$n=60$）	33	26	1
对照组（$n=60$）	24	27	9

六、讨论

手足口病属中医“温病”范畴。《素问·六元正纪大论》中记载有“初之气，地气迁……温病乃作……肌腠疮疡”“诸病痒疮，皆属于心”等，提出温病症状等并指出疮疾与心关系密切。《诸病源候论》有“热毒盛，则生疱疮……”所述与手足口病疱疹相似，并提出通过望疹色来辨毒轻重。《小儿药证直诀》中有“疮疹之状，皆五脏之液……并疮疹证，此天行之病”的记载，述及疱疹成因及传染性。《丹溪心法》概括了小儿疱疹的病因为“风寒”“时气传染”“伤食呕吐”“跌”。

疫毒时邪由口鼻而入，侵及肺脾。疫邪外侵，卫阳被遏，肺气失宣，脾胃受损，脾失健运，胃失和降，内停水湿，蕴久化热，湿热与邪毒搏结，蒸熏于外，外邪侵袭，易从火化，内蕴之湿热而发为本病。手足口病多于火热暑湿当令的夏季发病。暑多挟湿，暑热为阳邪，易及心营。感邪重者，湿热内盛，邪盛正衰，湿热毒邪外灼肌肤，内燔气营，则见高热面赤，口渴心烦，便秘溲赤，疱疹波及臀部及四肢，且全身症状较重。邪毒若在气分未及清解则易内陷心肝，热扰心神，肝风内动，出现抽搐及神昏等。或邪毒犯心，继而耗损气阴，甚至出现阳气欲脱，而危及生命。清瘟败毒饮出自《疫疹一得》，清瘟败毒饮是综合白虎汤、犀角地黄汤、黄连解毒汤三方加减而成。方中重用生石膏直清胃热。石膏配知母、甘草有清热保津之功。连翘、竹叶轻清宣透、驱热外达，可以清透气分表里之热毒。黄芩、黄连、栀子通泄三焦，可清泄气分上下之火邪。犀角、生地、赤芍、丹皮凉血解毒，养阴化瘀，以清血分之热。玄参、桔梗、甘草、连翘清润咽喉，治咽喉肿痛。竹叶、栀子清心利尿，导热下行。此外，连翘配玄参“解散浮游之火”，桔梗、竹叶取其“载药上行”。余师愚曾指出“此大寒解毒之剂，故重用石膏，先平甚者，而诸经之火，自无不安矣”。全方以白虎汤大清阳明经热为主，配以泻火、凉血，共奏清瘟败毒之功。配合西药，治疗手足口病湿热毒盛效果更好，并能减少并发症。

参考文献

[1] 中华人民共和国卫生部办公厅．手足口病诊疗指南（2010 年版）[M]．北京：人民卫生出版社，2010：38.

[2] 胡亚美，江载芳．诸福棠实用儿科学 [M].7 版．北京：人民卫生出版社，2002：805.

[3] 国家中医药管理局．中医病证诊断疗效标准 [M]．南京：南京大学出版社，1994：101.

[4] 汪受传．中医儿科学 [M]．北京：中国中医药出版社，2004：294-301.

第五节

中西医结合免疫疗法治疗小儿病毒性脑炎临床研究

◎ 侯芳　王秋静　高树迎

病毒性脑炎是各种病毒感染引起的脑实质的炎症。近年来，在小儿当中的发病率居高不下，严重影响了儿童身体健康。该病的发病机理，一是由于病毒直接对脑细胞的损伤；二是脑组织被病毒抗原的免疫损伤。因此，调节免疫在该病的治疗中是不可缺少的重要环节。本研究将 80 例小儿病毒性脑炎在西医常规治疗的基础上加用中药及具有调节免疫、抑制免疫作用的微量肝素钙和干扰素，与单纯西医常规治疗的 90 例进行比较，结果显示在主要症状消失时间及病理反射恢复时间方面，治疗组均短于对照组（均 $P<0.01$），后遗症发生率两组无差异。现报告如下。

一、临床资料

（一）一般资料

治疗组 80 例，男性 57 例，女性 23 例；年龄 3～5 岁 8 例，6～8 岁 22 例，9～12 岁 50 例。对照组：男性 60 例，女性 30 例；年龄 3～5 岁 10 例，6～8 岁 25 例，9～12 岁 55 例。两组性别、年龄比较，χ^2 分别为 1.3、2.8，均 $P>0.05$，差异无显著的统计学意义。体温：腋温 37～38℃者治疗组 30 例、对照组 34 例，38～40℃者治疗组 40 例、对照组 44 例，40℃以上者治疗组 10 例、对照组 13 例，两组比较，$\chi^2=2.71$，$P>0.05$，两组体温的差异无显著的统计学意义。头痛、呕吐：两组患儿均有程度不同的头痛、呕吐，两组差异无统计学意义。精神症状：治疗组烦躁者 30 例、精神萎靡者 20 例、昏迷者 2 例、抽搐者 7 例，对照组烦躁者 35 例、精神萎靡者 25 例、昏迷者 2 例、抽搐者 7 例、精神症状两组的差异无显著的统计学意义（$P>0.05$）。病理反射：治疗组 80 例均呈锥体束征阳性，其中 50 例伴脑膜刺激征阳性，对照组 90 例均有锥体束征阳性，其中 52 例伴脑膜刺激征阳性，两组经 χ^2 检验，$P>0.05$，差异无显著的统计学意义。脑电图：治疗组脑电图轻度异常 20 例、中度异常 20 例、重度异常 40 例，对照组脑电图轻度异常 25 例、中度异常 22 例、重度异常 43 例，两组比较，$P>0.05$，差异无显著的统计学意义。脑脊液：细胞数在 100×10^6/L 以下者，治疗组 50 例、对照组 53 例，两组经 χ^2 检验，$P>0.05$，差异无显著的统计学意义。病毒检测：治疗组柯萨奇病毒 40 例、埃可病毒 10 例、腮腺炎病毒 10 例、30 例未测出结果，对照组柯萨奇病毒 40 例、埃可病毒 15 例、腮腺炎病毒 15 例、25 例未测出结果，两组经 χ^2 检验，$P>0.05$，差异无显著的统计学意义。根据上述两组临床资料，临床症状、体征、化验、脑电图结果比较差异均无显著的统计学意义，具有可比性。

（二）诊断方法

根据《实用儿科诊疗常规》中的诊断标准[1]：①前期有病毒感染史；②典型的临床症状及体征，如发烧、头痛、呕吐、病理反射及脑膜刺激征阳性；③脑脊液细胞数增高，蛋白正常或微量，氯化物、糖正常；④病毒检测证实。具备①②③或①②④均可确诊。

二、治疗方法

治疗组与对照组均用常规治疗，治疗组另加免疫及中药疗法。

（一）常规治疗

利巴韦林每天 12 mg/kg，连用 10 天；维生素 C 每天 200 mg/kg + 维生素 B_6 0.1 g + 三磷酸腺苷 20 mg + 辅酶 A100 U+ 胞磷胆碱钠 0.25 g + 10% 葡萄糖溶液 250 mL，静脉滴注，连用 12 ~ 15 天；地塞米松每天 0.25 ~ 0.5 mg/kg，连用 7 天，静脉注射；20% 甘露醇每次 1 ~ 1.5 g/kg，视脑水肿程度每天 2 ~ 4 次。呼吸表浅、不规则用纳洛酮 0.4 ~ 0.8 mg/ 次，视病情轻重每天 3 ~ 4 次，静脉注射。发烧、抽搐者对症处理。

（二）免疫疗法

微量肝素疗法：肝素钙每次 10 U/kg 于腹部或大腿内侧皮下注射，每天 2 次，连用 7 天；α- 干扰素 100 万 U，肌内注射，每天 1 次，连用 5 天。注射完毕用消毒棉球压迫 15 分钟，以防局部出血。

（三）中药疗法

中药病脑饮药物组成：柴胡 12 ~ 20 g、黄芩 6 ~ 9 g、金银花 15 ~ 30 g、板蓝根 10 ~ 30 g、川芎 6 ~ 9 g、蔓荆子 6 ~ 9 g、石膏 10 ~ 30 g、竹茹 6 ~ 9 g、生地 20 ~ 30 g、薄荷 6 ~ 9 g、石决明 20 ~ 30 g、钩藤 10 ~ 20 g、菊花 6 ~ 9 g。水煎服，每天 1 剂，分 2 ~ 3 次口服，连用 10 天。

三、结果

（一）退烧时间

治疗组 80 例均有发烧，经治疗后 24 小时内退烧 20 例、2 ~ 3 天退烧者

40 例、3 ~ 7 天退烧者 15 例、1 周以上退烧者 5 例，平均 3.8 天退烧；对照组 24 小时内退烧者 8 例、2 ~ 3 天退烧者 25 例、3 ~ 7 天退烧者 30 例、1 周以上退烧者 27 例，平均 5.8 天退烧。两组比较，$t = 2.8$，$P < 0.05$，差异有统计学意义，治疗组退烧时间明显短于对照组。

（二）头痛消失时间

治疗组 2 天内止痛者 20 例、3 ~ 4 天内止痛者 40 例、5 天及以上止痛者 10 例，平均 3.5 天止痛；对照组 2 天内止痛者 5 例、3 ~ 4 天止痛者 20 例、5 天及以上止痛者 65 例，平均 4.92 天止痛。两组比较，$t = 2.61$，$P < 0.05$，差异有显著的统计学意义。

（三）止呕时间

两组患儿均有恶心、呕吐。治疗组 3 天之内止呕者 50 例、3 天及以上者 30 例，平均 3.12 天止呕；对照组 3 天以内止呕者 20 例、3 天及以上者 70 例，平均 4.21 天止呕。两组比较，$t = 2.12$，$P < 0.05$，差异有显著的统计学意义。

（四）病理反射恢复时间

治疗组 80 例，病理反射恢复时间平均为 10.12 天；对照组 90 例，病理反射恢复时间平均为 14.22 天。两组比较，$t = 4.18$，$P < 0.05$，差异有显著的统计学意义。

（五）脑电图恢复时间

以治疗 2 周后脑电图作为比较，治疗 2 周后，治疗组恢复正常者 50 例，对照组恢复正常者 30 例，两组比较，经 χ^2 检验，$\chi^2 = 10.11$，$P < 0.01$，差异有非常显著的统计学意义。同时说明，在临床症状、体征改善的同时，脑电图恢复具有滞后性。

（六）临床疗效

目前尚未见到该病的统一的疗效标准，根据《实用儿科诊疗常规》[1]，结合临床实际，拟定标准如下。痊愈：经治疗 2 周后症状体征消失，反应好，无意识障碍，脑电图正常或有轻度异常，无神经系统后遗症发生；有效：经治疗主要症状及体征基本消失，无意识障碍，无后遗症，但近期有轻度头晕、头痛症状，脑电图轻度异常；无效：经治疗后出现神经系统后遗症，如智力障碍、语言及运动障碍等。根据以上标准，治疗组80例中痊愈75例、有效5例、无效0例、死亡0例，治愈率93.7%，总有效率100%；对照组90例中痊愈70例、有效20例、无效0例、死亡0例，治愈率77.7%，总有效率100%。治疗组疗效明显优于对照组，两组总治愈率经χ^2检验，$\chi^2=5.1$，$P<0.05$，差异有显著的统计学意义。

四、病案举例

患儿刘某，男，10岁。因发烧、呕吐3天，抽搐1次，于2004年10月8日以病毒性脑炎收入院。入院查体：发育营养好，烦躁，精神差，面色潮红，体温39.9℃，咽充血，颈部抵抗感；心率30次/分，律齐，无杂音；双肺呼吸音粗；腹部无压痛，克尼格征阳性，双巴宾斯基征阳性。脑电图以弥漫性慢波为主，可见棘慢波。脑脊液：蛋白微量，细胞数200×10^6/L，以单核细胞为主，氯化物、糖正常。病毒检测：血液中查到柯萨奇病毒抗体。诊断：病毒性脑炎。在西医常规治疗基础上，口服中药病脑饮，每天1剂，连用10天；干扰素100万U，肌内注射，每天1次，连用5天；肝素钙300 U，大腿内侧皮下注射，每天2次，连用1周。结果第3天烧退，第4天呕吐消失，第5天头痛消失，病理反射至第7天消失，2周后脑电图基本恢复正常，复查脑脊液蛋白、细胞均在正常范围，又10天后临床症状消失。续治2周后痊愈出院。

五、讨论

病毒性脑炎对神经系统的损伤主要有两种：一是病毒透过血脑屏障进入神经系统对脑组织的直接伤害；二是患儿神经组织对病毒抗原的免疫反应。两者均可导致脑细胞变性、坏死、髓鞘脱失等损伤。因此，免疫疗法治疗该病是杀灭病毒，抵制免疫损伤，减轻脑组织伤害的有效疗法。本文用肝素钙微量疗法治疗病毒性脑炎是受微量肝素钙治疗支气管哮喘[2]及病毒性心肌炎[3]启发。运用该药治疗时要注意两点：一是要微量，量大只有活血作用而无抵制免疫损伤作用；二是要注射于血管少的脂肪组织，以利于缓慢释放，如腹部及大腿内侧皮下注射，否则无抑制免疫作用。另用干扰素意在增强免疫功能，杀灭病毒，以利早期恢复。

中医认为病毒性脑炎属“温病”的范畴，其病因乃风热毒邪内侵。风热为阳邪，风善上行，头在上为阳位，故风热之邪上行易袭头位，头之清阳被扰，故发热、头痛、头晕。小儿肝常有余、脾常不足，热胜肝旺，肝旺克脾，易使脾胃升降失常而出现呕吐。重者热毒内陷心肝可出现昏迷、抽风。基于上述分析，治疗的关键在于疏风清热，泻火解毒，清肝和胃，清利头目。病脑饮正是基于以上病机组方而成。中药治疗病毒性脑炎的重要性早在1958年中药治疗流行性乙型脑炎中已得到证实。方中柴胡、石膏清卫、气分之热，黄芩清里热，柴胡、黄芩两者又有和解少阳之意。《伤寒论》言病从太阳转入少阳，可表现为发热、恶心欲吐，与病毒性脑炎症状相似，因此柴胡、黄芩有效仿小柴胡汤之意。竹茹、石膏清胃热止呕吐；石决明、钩藤平肝潜阳，一防肝旺克脾，二防肝热生风。蔓荆子、薄荷、川芎为头痛必用之品，蔓荆子走少阳治少阳头痛，该病发热、恶心、呕吐、头痛，辨证为病在少阳，故用之，但我们在长期临床实践中体会到，该药治疗神经性头痛、血管性头痛及其他多种头痛，不管部位是否在颞部少阳部位，均能起到良好的临床效果。金银花、生地清热解毒凉血，甘草调和诸药。如昏迷、意识障碍则加菖蒲、远志开窍，鼻饲给药。近年来，我们用中西医结合治疗该病，收到了良好的疗效，意在中、西医长短互补，提高疗效。

参考文献

[1] 陈吉庆，吴升华．实用儿科诊疗常规［M］．南京：江苏科学技术出版社，2002：9.

[2] 中华医学杂志编委会．肝素临床用药专题座谈会纪要［J］．中华医学杂志，1987，67（6）：304-312.

[3] 高树迎．中西医结合治疗病毒性心肌炎48例［J］．辽宁中医杂志，2000，27（12）：559-560.

第四章 高师经验传承

名老中医是将中医药学基本理论、前人经验与当今实践相结合，并解决临床疑难问题的群体，代表着当前中医学术和临床发展的最高水平，是当代中医药学术发展的杰出代表。他们的学术思想和临证经验是中医药学术特点、理论特质的集中体现，与浩如烟海的中医古籍文献相比，这些学术思想和临证经验更加鲜活，更具可视性。名老中医的学术思想和经验是中医药学这个伟大宝库中的一笔宝贵财富。必须让其得以继承，并发扬光大。开展名老中医学术思想、经验传承研究具有十分重要的意义。

继承工作受到名老中医药专家的欢迎和社会普遍关注，中国中医药科技交流中心吸引社会资金成立中国中医名医名药基金，专门用以支持名老中医专家的研究及其献方献药的研究开发、诊疗技术的推广。这也是加强名老中医药专家学术经验继承的有效方式。

名老中医学术思想、经验传承研究，是实施名医战略，培养造就新一代名医的有效措施。

第一节 高树迎治疗小儿反复呼吸道感染经验

◎ 周峰然　梁佐利

呼吸道感染在儿科常见病中占首要位置，其中反复呼吸道感染严重影响小儿的健康，甚至影响其生长发育。反复呼吸道感染是指患儿发生上、下呼吸道感染的次数过于频繁。迁延时间长、反复发作是其特点。发病的主要原是小儿多脏腑功能发育不完善，免疫力弱，功能不完善，营养失调为主要内因。外邪侵袭之后，因正气虚弱而起。见于中医古籍“感冒、咳嗽”等篇章中。中医、中药在改善小儿的免疫力、体质方面有较为突出的优势。本文就临床治疗中所见，结合中医药理论，综合阐述高树迎老师对治疗小儿反复呼吸道感染的经验体会。

一、病机责之于肺脾肝

《小儿药证直诀》载“五脏六腑，成而未全，全而未壮”，小儿生理上脏腑娇嫩，属稚阴稚阳之体。《宣明论方》载“大概小儿病者纯阳，热多冷少也”，小儿属纯阳之体。《幼科要略》中提出“襁褓小儿，体属纯阳，所患热病最多”。故小儿不论感受何种外邪，易从阳化热，以热症为多。肺气虚是小儿反复呼吸道感染的病理基本条件，肺气虚则防御外邪功能失职，容易为外邪侵袭。《黄帝内经》中曾提到“营在内，卫之守也；卫在外，营之使也”。这其中，脾为后天之本，常不足，小儿生长发育迅速，对气血津液等营养物质的需求大于成人，但脾胃不足，故供需亦不足，亦导致肺气虚。脾的运化需要依赖肺脏的宣发布散，营养物质才能敷布全身；肺的主气司呼吸亦需脾运化营养物质充养，脾胃健运，肺卫自固。但生理上脾常不足，肺卫亦不固，所以外邪侵袭，因虚而入，客于肺卫，引起小儿反复的发生呼吸道感染。高树迎老师认为，肝主疏泄，疏泄失职，则亦化火，木旺则侮金，伤及肺卫，引起呼吸道疾病。现代社会生活水平不断提高，儿童喜食高蛋白、高热量的食物，饮食多肥甘厚味，偏食、偏嗜，过食冷饮、辛辣等食物，亦损伤脾脏，引起肝火。手机、电脑电视的普及，儿童对之喜爱失常，家长管教引起儿童大动肝火，肝旺伤脾，损及肺卫。肝气郁滞日久，阳热不能宣泄，日久化热化火。肾为先天之本，肾气未盛，滋养脾土、肝木不及，都会导致肺卫不固。综上所述，各脏器的盛衰都会直接或间接地导致肺气不固，卫气失宣，化火化热引起小儿反复呼吸道感染。

二、治宜益气、健脾、消积

经常反复呼吸道感染的小儿多热势不高，乳蛾稍红，轻咳，乏力，自汗，纳食不香，舌淡，苔薄白，脉细弱，证属营虚卫弱[1]，肺气卫外不固，营气虚则津不内守，虚多则热势不高，治当祛邪补气和营卫，高树迎老师擅用黄芪、太子参等益气之品，补助正气驱邪外出。体质弱的小儿多脾虚，脾虚则胃的受纳功能失职，易出现积滞症候，治以鸡内金、木香、山楂等消食导滞。肺脾两虚，气血不足，方用玉屏风散加减，健脾益气，补肺固表，卫外之气振固，外邪难以入侵，患病就会减少[2]。

三、强调清理肝热，调理肝脏气机

肝主疏泄，调畅梳理一身气机，小儿肝常有余，气机不畅则导致肝郁，引起其他脏腑生理功能障碍，郁而化火，木火则邢金，是小儿肝旺致肺卫不固的原因之一。故朱丹溪提出“小儿肝常有余”，小儿肝病最多，且肝肺两经互为衔接。《灵枢》云：“肝经其支者，从肝贯膈，上注肺。”稍不随小儿所愿，易致其情志抑郁，肝郁则气滞，气滞则疏泄失司，可致其他脏腑功能失常，肺脏主要表现为气机宣降失职，肝功过旺反侮肺，木火邢金，引起卫外不固，选用栀子、牡丹皮等柔肝清热。

四、重视缓解期的治疗

小儿反复呼吸道感染疾病重点在于反复，关键在于缓解期的治疗，减少发病次数，降低发病频率，成为治疗本病的关键。缓解期的治疗在于调理先后天之本，脾肾不足，可见脾肺气虚，营卫失和。《幼科释迷》载“感冒之源，由卫气虚，元府不闭，腠理常疏，虚邪贼风，卫阳受摅”。小儿脏腑娇嫩，卫外功能不足，加上家长的调护不周到，易感染外邪，病从口、鼻、毛窍侵入机体，犯于肺卫，宣降失权，阻于肺络，引起自汗，纳差，泄泻，舌淡，苔薄，脉虚弱，指纹淡，选药白术，党参，陈皮，白芍，苍术等健脾滋胃，润肺。《本草汇言》言：“白术，乃扶植脾胃，散湿除痹……脾虚不健，术能补之，胃虚不纳，术能助之。”肺阴不足，高树迎老师喜用玄参、麦冬、地黄、沙参、白芍等滋阴润肺。由于小儿肾先天不足，在治疗小儿反复呼吸道感染时，补肾尤为重要，选用吴茱萸、枸杞、山药、菟丝子等补益肝肾，标本兼治。

参考文献

［1］郁晓维.不在邪多而在正虚——江育仁教授防治呼吸道复感儿的经验［J］.现代中医药，2004，24（4）：7-9.

［2］王立宁，黄志碧，刘含，等.小儿反复呼吸道感染中医证候量表的建立与评价［J］.中华中医药学刊，2009，27（7）：1392-1396.

第二节
高树迎治疗小儿多发性抽动症经验

◎ 周峰然　刘建友

总结高树迎教授治疗小儿多发性抽动症经验。小儿为纯阳之体，三有余四不足，阳常有余阴常不足，肝常有余脾常不足，小儿为稚阴稚阳之体，脾虚、肝亢是本病的常见病机。高教授临床治疗本病强调息风涤痰、平肝健脾，在临床中多用缓肝理脾汤加减。

小儿多发性抽动症又称抽动障碍，主要表现为不自主地、反复地、快速地、一个或多个部位肌肉的运动抽动和发声抽动的综合征，并可伴有注意力不集中、多动、强迫动作和思维以及其他行为症状，大多起源于儿童和青少年时期，近年来本病发病率有增加的趋势。

中医古籍中无本病的病名，根据怪病多责之痰，抽动责之于风的理论，本病与痰证、风证相关，属惊风、抽搐、肝风、瘛瘲、筋惕肉瞤等范畴，按中医学风痰论治有较好的疗效。高树迎老师临床诊治本病多年，辨证从息风涤痰、平肝健脾论治，并向患儿家长反复交代饮食、心里调护，能更快、更有效地治疗本病。现根据高树迎老师的经验，简述本病病机及治疗如下。

一、病因病机特点

小儿多发性抽动症的病因是多方面的，其发病和五脏均有关，以肝脾为主。

《素问》有云："阴平阳秘，精神乃治"，阴主静，阳主动，阴阳平衡，动静协调。小儿为"稚阴稚阳"之体，"阳常有余而阴常不足"，生长发育迅速，一旦阴液不足即表现阳气偏亢。小儿又有"发病容易，传变迅速"的特点，无论外感内伤，易扰乱阴阳平衡，阴精不足，筋脉失养，而抽动不止。

《素问》记载"诸风掉眩，皆属于肝……风胜则动"，任何部位的抽动，皆有风邪为患。且"风为阳邪，其性善行而数变"，又"高巅之上唯风可到""肝主筋，开窍于目"，风动而肌抽，故如挤眉弄眼等头面部的各种抽动症状多见。《小儿药证直诀》明言"肝主风""风为阳邪，其性善行而数变"，临床上多发性抽动症多表现为反复发作的多部位不固定的抽动症状。本病与肝关系密切。

小儿"肝常有余而脾常不足"。木克土，肝旺脾虚，水湿失运，湿邪困脾，运化失常，水湿停留，积聚成痰，痰浊蒙蔽清窍则不自主动作及不自主秽语，痰湿阻络，筋脉痹滞，而肢体、肌肉瞤动不止。又小儿情志不畅，肝郁化火，母病及子，心肝火旺，皆可灼津为痰；外感热邪或风从火化，均可灼伤真阴，肝肾之阴受损，阴不制阳，水不涵木，筋脉失养则抽；火挟痰上逆，阻滞咽喉，则咽中不利；肺金异常，则出现喉中异常发音。

总之，脾虚肝旺、阴虚阳亢是主要发病机理；肝风痰火是主要致病因素；与肝、脾关系最为密切。

二、治法方药

本病的根本病机是脾虚肝旺，木旺生风，风胜则动，可见头面、四肢、躯干部肌肉痉挛抽动，土虚则脾失运化，痰湿内生，风痰相搏，阻滞经络，四处流窜，可见多部位反复抽动及秽语等症状。因此，本病治疗急性期可辨证采取平肝息风法，佐以健脾祛痰法，恢复期可采用健脾化痰为主，佐以平肝息风法治疗。临床治疗中可采用天麻钩藤饮合六君子汤加减论治本病。急性期以天麻钩藤饮平肝息风为主，少佐六君子汤健脾化痰，恢复期以六君子汤健脾化痰为主，少佐天麻钩藤饮平肝息风为辅。方选天麻、钩藤、全蝎、僵蚕入肝经，平肝息风；党参、茯苓、白术、炙甘草益气健脾；陈皮、半夏化痰祛湿；茯神、夜交藤养阴安神。诸药合用，共奏平肝息风、健脾化痰、养阴安神之功。临证辨证缓急而用药厚此薄彼，则木旺得平而土虚得补、肝风熄灭而痰湿涤除，抽动诸症可愈。

三、病案举隅

高某，男，5 岁 10 个月，2018 年 1 月 17 日初诊。主诉：频繁眨眼、面部抽动 2 年。现病史：2 年前患儿无明显诱因出现不自主频繁眨眼、面部抽动，未予处理，家长频繁责备患儿，诸症未减反而加重，1 年前出现喉中不自主发声，遂就诊于当地医院，服用“阿立哌唑、静灵口服液”等药治疗，效果不理想，耳闻高主任用中医中药疗法治疗本病有效遂来诊。现症见：不自主频繁眨眼，不自主面部肌肉抽动，喉中怪声时作，性情烦躁，纳眠差，大便稀溏，小便调。淡红舌，苔白厚。西医诊断“小儿多发性抽动症”，中医诊断：抽搐（脾虚肝旺证）。治则：平肝息风，健脾祛痰。处方：天麻 15 g，钩藤 15 g，僵蚕 10 g，全蝎 5 g，党参 15 g，茯苓 15 g，白术 15 g，炙甘草 10 g，陈皮 12 g，姜半夏 12 g，茯神 12 g7 剂，水煎服，每日 1 剂，分 2 次服。嘱患儿家长勿责备患儿，清淡饮食，注意休息。7 剂后，眨眼、抽动减轻，上方继服 2 周，患儿眨眼、抽动症状明显减轻，纳眠好转，上方去天麻、钩藤，继服 2 周后来诊，诸症已消。

四、结语

目前，多发性抽动症的西医治疗主要有药物治疗、心理治疗等，常用药物如氟哌啶醇等均存在一定的不良反应，比如锥体外系反应。中医药疗法不良反应小，疗效好。小儿肝常有余，脾常不足，易肝脾失调，脾虚肝旺，土虚则木摇。本病病机主要为肝风内动、脾虚痰湿，治则主要为平肝息风、健脾化痰，医者临证数年，用中医药治疗本病疗效确切，值得推广。

第三节 高树迎对调肝化痰治法的运用体会

◎ 梁佐利 周峰然

高树迎教授从事中医临床工作数十余年，早年从事中医儿科临床工作，后主要从事对中医疑难杂症的临床研究。高教授根据现在环境、生活、饮食变化等诸多因素，提出了肝旺、痰、湿等因素在现今发病学中具有重要作用的理论，并用于指导临床实践，不断深入探索相关理论在临床实践中的应用，并取得了较好的效果。现对其常治疾病的思路报告如下。

一、病因病机及治法

（一）小儿抽动症

该病是小儿科最常见的疾病之一，小儿往往多动、眨眼、清嗓子、挤眉弄眼，大多舌质红、舌苔黄厚或白厚，该病与小儿用抗生素、激素，接受不良教育方式，看手机、电视、电脑，吃肥甘厚味，缺乏应有的体育锻炼等多种因素有关，属肝火旺、肝阴虚、痰浊阻窍范畴，在临床用药上，除平肝潜阳、养阴清火外，常用胆南星、礞石、远志、栀子等祛痰药，以祛痰开郁，再加上磁石、龟甲、石决明、菊花、牡丹花等平肝潜阳药物，常常取得良好疗效，在社会层面，也得到了家长们的认可与好评。

（二）小儿感冒

小儿感冒时出现的肝热化风而至惊厥，感冒夹惊其实就是肝火、肝风导致的表现，而且是因痰火闭窍而出现昏迷、抽风。该病的治疗要点为但凡感冒时发热出现在39℃以上，有痰热肝火，此时就用栀子、胆南星、蝉蜕、钩藤之类药物，如果出现了抽风，除用疏风清热解表方法外，还要加羚羊角、牛黄、菖蒲、远志之类的药物以清肝热，祛痰开窍。

（三）高血压、脑供血不足

有相当多的患者因高血压、脑供血不足表现为烦躁、失眠、目赤、乏力、困倦嗜睡、舌质红、苔厚，此为肝火亢盛、湿痰瘀阻，治宜清肝、活血、豁痰开窍、化湿，而不是因为困倦乏力就用参芪之类，临床上常用镇肝息风汤加祛痰开窍功效的药物，如磁石、龙骨、龟甲、川芎、丹参、生地、栀子、郁金、菖蒲、远志、水蛭，屡试屡效。特别是工作压力大、节奏快、夜班多的年轻人，在这类患者中占比大，也有相当多脑供血不足的老年人也多有此临床表现，世人多用参芪之类，往往助湿生疾，使血脉瘀滞更重，反而没有效果，而加用郁金、远志、栀子之类以清肝化痰开窍，效果更好。

（四）恶性肿瘤

近年来辨证分型用药加祛痰软坚治疗恶性肿瘤，取得了可喜效果。原来在治疗肿瘤方面，往往使用蟾蜍、壁虎、全蝎、蜈蚣等虫类药物，这些药物价格贵，不良反应大，临床作用一般。后来改用辨证分型，加活血、软坚、散结、化痰治疗，效果很好，比如胃癌，一般按胃脘痛辨证，乳腺癌的按胸痛、郁证进行辨证，甲状腺癌按肝胆经病进行辨证，再加活血、软坚、化痰之类的药物。在治疗癌症方面，化痰祛湿是重要一环，如浙贝、海浮石、薏苡仁、夏枯草、芥子等祛痰药也起到比较重要的作用。近年在治疗肿瘤方面，如甲状腺癌一般用柴胡疏肝散、逍遥散再加活血祛痰化湿软坚散结药物，胃癌用平胃散加活血祛痰化湿软坚药物，其他不同病症以此类推，使用治疗有章可循，符合中医辨证又有临床疗效。治疗肺癌一般用辨证施治加化痰、散结、化湿、活血化瘀的药物，因肿瘤的产生与肺气虚，痰、气、瘀血阻滞有关，从而形成结块，结块于肺，痰不能出，郁而化热，血络损伤。高教授常用的药物有密蒙花、人参、白术、蛤蚧、三七、浙贝、当归、三棱、莪术、薏苡仁、苏子、蜂房、川芎、夏枯草、玄参、牡蛎、海浮石、葶苈子，以此方为基本方加减治疗，临床疗效较好。

（五）糖尿病

糖尿病的病理机制复杂，往往涉及多脏腑、多个脏器功能障碍，但其共同点都与湿、痰、瘀有关，在辨证论治的同时加入化湿祛痰药，往往起到很好的作用，如苍术、薏米、芥子、桃仁、藿香等，使用这些药物往往疗效很好。一则案例如下。男，55岁，患糖尿病多年，血压200/130 mmHg，体重110 kg，血糖13 mmol/L，面部痤疮，舌苔厚腻，属肝火、痰湿，用清肝、化湿、祛痰、活血治疗7个月，体重降至90 kg，血糖7 mmol/L，精神状态好，降血压药量减到治疗前的1/5，以镇肝息风汤为基础方进行加减，适量加入荷叶、芥子、薏米、陈皮、厚朴、藿香等药物，随症适当调整，坚持守方治疗，取得良效。

（六）过敏性紫癜

该病是门诊量较大的疾病之一，中药疗效较好。一般对于该病的治疗不用激素，仅当腹型紫癜病情严重时可进行短期激素输液治疗，其他情况均可采用纯中药治疗。该病是由营、血分的热、瘀、痰阻滞，导致血溢于脉外所致。最大的并发症是肾损害。治疗采用凉血活血、清热解毒法，早期进行清热利湿干预，防止肾炎形成。治疗过程中不要用止血药，要用活血药，常用方药有：地黄、水牛角、赤芍、丹皮、川牛膝、蒲公英、败酱草、苦参、黄柏、丹参、小蓟、白茅根、半枝莲、半边莲、甘草。若患者腹痛，加玄胡、枳实；若关节肿，加穿山龙、老鹳草。若紫癜已消退，轻易不要使用苦参、黄柏、败酱草等苦寒之品。若无肾炎，使用补益药，一般疗程为两个月，若合并肾炎，疗程为6个月至1年。

（七）多囊卵巢

该病多见于婚后30岁以上的女性。但近年来，未婚的20多岁女性也时有出现。临床上表现为月经少或闭经、肥胖、多食、面部长痤疮、颈部多毛、舌苔厚。该病由肝肾亏虚、痰血瘀阻所致，临床上采用补肝肾、祛痰、活血化瘀之法进行治疗，多年来获得数次良好疗效。基本方为：柴胡、白芍、菟丝子、枸杞、当归、熟地、苍术、芥子、陈皮。若患者有痤疮，则加栀子、公英、苦参。方中苍术、芥子、陈皮为化痰除湿通经之药，以此方进行加减。

（八）过敏性鼻炎

由于近几年环境污染严重，如今人们体力劳动、室外活动减少，免疫力下降，该病例甚多。高教授自1993年开始研究该病，至今相关研究已较成熟。他的常用药物是：麻黄、苍耳子、黄芩、地黄、鱼腥草、玄参、蒲公英、败酱草、薏苡仁、白芷、桔梗、太子参、黄芪、白术、乌梅、金银花。无鼻旁窦炎者可去蒲公英、败酱草。一般该病多反复鼻塞，反复感冒，多并发腺样体肥大，扁桃体肥大，鼻旁窦炎。该方就是根据上述病症的各相关因素而设，其中麻黄、苍耳子开窍，治鼻塞，该病患者基本上都有流黄涕、咽炎、扁桃体大、腺样体肥大的症状，故用黄芩、鱼腥草、金银花清热利咽，流黄涕再加蒲公英、败酱草、桔梗、白芷清热排毒，黄芪、白术、太子参益气固表，可抑制反复感冒，疗程3个月，临床疗效满意。

二、结语

高教授以辨证施治为纲，强调“痰、湿、肝”在发病中的关键作用。在治疗肝脏相关疾病时，方法多样，涵盖柔肝、清肝、泻肝、养肝、疏肝等；对于祛湿，根据病情不同，采用燥湿、芳香化湿、渗湿、利湿等方法；在祛痰方面，重点关注病理上的痰，充分发挥祛痰在治疗疑难杂症中的作用。

社会的发展使人们的生活方式发生了很大改变，体力劳动减少，脑力劳动成为主导，室内办公更为普遍。这种变化导致人们之间的关系和所处环境也有所不同，高教授认为在这样的背景下，肝、痰、湿在疾病发生过程中所占的地位将越来越重要。随着研究的不断深入，相信中医医师会根据病情的变化不断产生新的治疗方法，以更好地应对因生活方式改变等因素导致的各种疾病，为患者提供更有效的治疗。

第四节
高树迎教授治疗小儿慢性鼻窦炎经验

◎ 刘子美

鼻窦炎是指在鼻窦黏膜部位发生的炎症，可分为急性和慢性两类，其中以上颌窦炎居多。小儿慢性鼻窦炎是一种临床常见病，其临床表现为易反复发生呼吸道感染、鼻塞、流脓稠浊涕、头痛或头晕、嗅觉障碍等。该病常反复发作，病程迁延难愈，易引起各种并发症，严重影响儿童身体和智力的正常发育。本病归属于“鼻渊”“脑漏”“脑渗”等范畴。高树迎教授为山东中医药大学硕士研究生导师，从事儿科临床工作数十余年，对多种呼吸系统疑难病症有较深的研究，临证每奏良效。笔者有幸从师学习，现谨将高教授治疗小儿慢性鼻窦炎的经验整理如下。

一、病因病机

（一）正虚邪犯是小儿慢性鼻窦炎的发病基础

《内经》云“正气存内，邪不可干”“邪之所凑，其气必虚”。由于该病易由外邪侵袭，反复发作，故此与肺脾气虚有关。中医学非常重视正气在疾病发病中的地位，认为正气旺盛，脏腑功能正常，则病邪难以入侵，疾病便无从发生；只有当机体正气亏虚，脏腑功能衰弱无力抵邪，邪气才能乘虚而入，导致疾病的发生。因此，高师认为小儿慢性鼻窦炎的发生亦必然与患儿体质因素密切相关，即本病发病与小儿机体正气虚损有关。

（二）热、毒、痰、瘀是小儿慢性鼻窦炎发作期主要矛盾

1. 热

《育婴秘诀》提出：小儿肝常有余，脾常不足，心常有余，肺常不足，肾常虚的观点。小儿为稚阴稚阳之体，脏腑娇嫩，形气未充，又寒温不知自调，与成人相比更易被“六淫”邪气所伤。小儿又为纯阳之体，若外感六

淫邪气，六气皆易从火化。肺为娇脏，位在上焦，易遭邪侵，肺主气，司呼吸，外合皮毛，开窍于鼻，机体感邪，邪多自口鼻或皮毛侵犯于肺，肺失宣降，外邪若未得及时表散，则邪气内蕴鼻窍不解，鼻窍不利，郁而化热，邪热循经上壅鼻窍，燔灼黏膜，故本病可见流脓浊涕。

2. 毒

在中医学中，“毒”的含义有多种。关于本病之“毒”，高教授认为有二：一是指热毒；二是指脓毒。小儿为病具有“发病容易，传变迅速”“易虚易实，易寒易热”的病理特点。小儿“稚阴未长”，易见阴伤阳亢，若感受外邪，外邪很快入里化热，火热毒邪内蕴机体，阻滞气血运行，使气血壅聚，邪毒与气血相搏而瘀积蒸酿，血败肉腐成脓。

3. 痰

正常生理情况下，机体水液的输布排泄，主要依靠肺、脾、肾三脏的功能活动。肺居上焦，主气，具有宣发肃降、通调水道的作用；脾居中州，主运化，具有运输水谷精微之功能。慢性鼻窦炎患儿多肺脾气虚：肺气虚则皮毛不固，腠理疏松，卫外无力，机体易感外邪，外邪侵袭，若未能及时表散，致邪蕴于肺，壅阻肺气，则肺气失宣，通调失司，津液失于布散，故津聚为痰；脾胃为后天之本，化生水谷精微，以滋养机体脏腑组织。若脾胃虚弱，则气血生化无源，土不生金，肺失滋养，亦可致肺气亏虚，气不布津，津聚为痰。另外，脾虚健运失职，水谷精微不归正化，水湿停蓄，凝聚不散同样可变化为痰。再者，慢性鼻窦炎患儿机体邪热壅肺，热邪煎灼津液，亦可炼液成痰。

4. 瘀

中医理论认为，气为血之帅，血为气之母。机体血液的正常循行依靠气的推动和固摄。慢性鼻窦炎患儿肺脾气虚，气虚则无力推动血液运行，血行迟滞故成瘀血，另外，机体热邪内蕴，血液受热煎熬而黏滞，其运行不畅亦可形成瘀血。中医学有“久病从瘀”之说，小儿慢性鼻窦炎反复发作、迁延不愈、病久则邪气入络影响机体血液正常循行，此亦可导致瘀血发生。

由此可见，热、毒、痰、瘀既是本病的主要病理产物，又可成为疾病发展过程中的新病因，在本病的发生发展中相互影响，彼此促进，加重病情，因此，高师认为热、毒、痰、瘀是小儿慢性鼻窦炎发作期主要矛盾。

二、遣方用药

对于本病的治疗，当今医者多以宣肺、通窍为治疗原则；西医则以穿刺排脓、抗菌消炎为主，虽能取效一时，但一遇感冒，便旧病复发。高师不拘泥于此，通过对本病长期临床探索及观察，综合分析本病病因病机，依据本病临床特点，确立扶正祛邪、标本兼治的基本治疗原则，提出解毒排脓、祛痰通窍、活血化瘀、补益肺脾，益气贯穿始终之治疗大法，自拟苍芷汤治疗小儿慢性鼻窦炎，药用：鱼腥草 10 ~ 30 g，败酱草 15 ~ 30 g，蒲公英 15 ~ 30 g，冬瓜仁 10 g，薏苡仁 30 g，桃仁 6 ~ 10 g，麻黄 6 ~ 12 g，细辛 1 ~ 3 g，辛夷 6 g，白芷 6 ~ 9 g，黄芩 6 ~ 12 g，苍术 6 ~ 12 g，藿香 3 ~ 9 g，川芎 6 ~ 9 g，桔梗 10 ~ 15 g，黄芪 20 ~ 30 g，防风 3 g，白术 6 ~ 9 g，党参 6 ~ 9 g，生甘草 6 ~ 9 g。具有感冒症状者宜根据风寒或风热辨证用药：风寒者加用柴胡 10 ~ 20 g，荆芥 6 g，苏叶 6 ~ 9 g；风热者加用柴胡 10 ~ 20 g，金银花 10 ~ 30 g，板蓝根 10 ~ 30 g；头痛明显者加蔓荆子 10 ~ 12 g；头晕加泽泻 6 ~ 9 g，茯苓 10 ~ 15 g；鼻臭加重藿香用量；烦躁易怒失眠加龙胆草 6 ~ 9 g，石决明 30 g。

三、讨论

苍芷汤中药物可归为四类：排脓类、解毒类、通窍类、益气类。方中选用鱼腥草、败酱草、蒲公英、冬瓜仁、薏苡仁、桔梗、桃仁清热解毒、消痈排脓。高教授认为鼻窦虽外通鼻窍，但实内藏于里，其炎症与内脏之肝脓疡、肺痈、肠痈机理相似，因此治疗不应过多地考虑宣肺祛痰，而是应以解毒排脓为主，脓毒不祛，新血不生，鼻窦黏膜则难以恢复，相反，脓毒清则正安；方中黄芩、生甘草清热解毒，除机体内蕴之热；麻黄、细辛、辛夷宣肺通窍以除鼻塞；麻黄味辛，性温，辛主升、主散，可宣通肺窍，高教授认为其为鼻塞必用之品。白芷性温、味辛、气味芳香，可散风燥湿、解毒排脓、通窍止痛治头痛，同时亦可除鼻塞，高教授认为慢性鼻窦炎患儿鼻塞脓涕重时用白芷，鼻塞清涕时用细辛效果甚佳；苍术、藿香均为芳香之品，化湿除浊可除鼻臭；川芎辛散温通，活血行气，可“上行头目”化鼻窦局部之瘀以治头痛，亦可“下行血海”引鼻窦之瘀血下行。若头痛重者可外加蔓荆子；黄芪、白术、防风补肺健脾益气。高教授指出：在具体应用本方时，要把握虚、热、毒、痰、瘀的轻重程度，辨证用药及定量，不可拘泥一方。本方选药精妙、组方严谨，广泛应用于临床，疗效显著。

总而言之，高师认为小儿慢性鼻窦炎病理本质是本虚标实，虚实夹杂。正虚邪犯是本病发病基础，热、毒、脓、痰、瘀是本病发病的主要机制。治疗以扶正祛邪、标本兼治为原则，选用解毒排脓、祛痰通窍、活血化瘀、补益肺脾、益气贯穿始终的治疗方法，临证时依据病情调整方中各类药之用量，详加施治。

第五节 高树迎治疗小儿慢性支气管炎经验

◎ 周峰然　高树迎

高树迎老师从事儿科临床工作 30 余年，主攻小儿呼吸系统疾病的中西医治疗，积累了丰富的临床经验，尤其对久治不愈的慢性支气管炎患儿，自行研制出咳喘灵冲剂进行治疗，临床每收良效。笔者有幸侍诊案侧，受益匪浅，今将高老师的治疗经验介绍如下。

一、肺气虚为本，与心、肝、脾、肾关系密切

慢性支气管炎易反复发作，病程缠绵，久治难愈，日久可引起肺气肿、支气管扩张、肺不张等不可逆性损伤，其病机不仅与肺、脾有关，而且与

肝、心、肾均有关系。因此，治疗该病不但要宣肺止咳化痰，还要健脾益气、柔肝养阴、养血补心、益肾纳气，即宣肺止咳化痰与调整全身脏腑气血相结合。其理论依据如下。①肺朝百脉，肺与五脏六腑均有联系，因此，肺之疾病可影响到五脏；②肺主气，司呼吸，吸入的清气是宗气的组成部分，宗气贯心脉，而流行全身，肺与全身五脏气血相关；从五行讲，脾土生肺金，肝木旺可侮肺金，心火旺可乘肺金，肺金肾水为母子。故《素问·咳论》载："五脏六腑皆令人咳，非独肺也。"《景岳全书》指出："外感咳嗽，其来在肺，故必由肺以及他脏……内伤咳嗽，先伤他脏，故必由他脏以及肺。"③从小儿病理特点讲，《育婴秘诀》提出肝常有余，脾常不足，心常有余，肺常不足，肾常虚的小儿生理病理特点。这些论述，充分说明了肺之咳嗽与五脏的关系。临床实践中，患慢性支气管炎的小儿多见食欲低下，或有腹泻，易出汗，反复患呼吸道感染，这些症状为肺脾气虚症状；轻度贫血、睡眠不安是其常伴有的症状，此为心血虚，心气不足所致；烦躁、多动、挤眉弄眼、上课注意力不集中，此为肝阳亢所致，这也符合小儿肝常有余的特点；患儿多有骨骼及身高发育迟缓，甚则骨骼变形，此为肾虚所致。小儿慢性支气管炎往往与上述症状伴随，也验证了该病与五脏的联系。

现代医学研究从各方面证实肺脏疾患与全身多系统有密切的联系，如慢性支气管炎日久导致心血瘀阻，进而引发缺氧性肺动脉高压，最终形成肺源性心脏病、慢性阻塞性肺病，这些病症会导致体液中各种成分的变化，如儿茶酚胺、组胺、血管紧张素Ⅱ等物质的含量改变。咳嗽可引起舌细胞学及唾液淀粉酶的变化，现代医学已从多个角度证实了肺与全身脏腑的关系[1]。

二、标本兼顾，调理全身脏腑

慢性支气管炎的病机，其本为五脏及气血虚损，其标为肺气上逆[2]。治疗小儿慢性支气管炎要标本兼顾，既要宣肺止咳治其标，又要调理全身脏腑气血以治其本。①若属新感引动伏痰致慢性支气管炎急性发作者，祛除外邪、涤痰宣肺首当其冲，但同时勿忘补虚，视其何脏虚，稍稍补益，切勿大补峻补，从而既可以起到扶正祛邪的目的，又不会恋邪。②若不属急性发作，然又始终缠绵不愈者，此为正虚邪恋之证，既可见痰浊壅肺的标实证，同时又有肺脾肾不足的本虚证，正如《内经》云："肺不伤不咳，脾不伤不久咳，肾不伤不喘。"此时标本并治，攻补兼施，既去痰邪，又补脾肺肾，勿需迟疑。③若处缓解期，标证不显著，而本虚证明显者，则以补虚为主，祛邪为次，此期重点是扶正固本，促进机体虚损脏腑功能逐渐恢复，以提高自身抵御外邪的能力。

总而言之，治疗慢性支气管炎当标本兼顾，首要分清邪正孰强孰弱，次辨攻补之法何轻何重，或重攻轻补，或攻补并重，或重补轻攻，必须斟酌。正如《丹溪心法》所云："凡久喘之证，未发，宜扶正气为主；已发，用攻邪为主。"

三、遣方用药

要据以上病因、病机辨证，确定扶正祛邪的治疗大法。具体方药如下：麻黄、杏仁、细辛、桔梗、半夏、黄芪、白术、甘草、白芍、当归、麦冬、蛤蚧等。方中麻黄、杏仁、细辛、桔梗、半夏宣肺平喘、化痰止咳；黄芪、白术、甘草补脾之气以除生痰之源；白芍、当归柔肝养血以治小儿躁动不安；甘草、麦冬、当归还能益心气、养心血；蛤蚧补肾纳气。体现了祛邪扶正、治疗局部与调补整体相结合的方法，临床疗效满意。高教授根据上述方药，创制咳喘灵冲剂，临床屡用屡效。

四、病案举隅

王某，男，5岁，于2006年5月来诊。1月前因受凉致发热咳嗽，在当地卫生室服用消炎止咳类西药，热退但咳不止，呈阵发性发作，痰少而黏稠，咳嗽以夜间及晨起为甚。闻知高老师用中医药治疗小儿慢性咳嗽有奇效，遂来院就诊。查体见：精神差，面色萎黄，耳鼻无异常分泌物，口唇色淡，咽部稍充血，双扁桃体I度肿大，胸廓无畸形，双肺呼吸音粗糙，未闻及干湿啰音，心腹未及异常。舌质淡红，苔薄白，脉细弱。血常规结果显示：白细胞计数8.25×10^9/L，中性粒细胞计数0.45，淋巴细胞计数0.47，血红蛋白 110 g/L。胸部 X 线结果显示：双肺纹理稍粗。患儿平素易患感冒。中医诊断为咳嗽，证属痰阻气道，气阴亏虚。给予麻黄 3 g，杏仁 6 g，细辛 1.5 g，桔梗 6 g，半夏 6 g，黄芪 12 g，白术 6 g，甘草 3 g，白芍 6 g，当归 6 g，麦冬 6 g，蛤蚧 3 g。嘱家属忌向小儿喂食辛辣刺激之品，避免大声说话哭闹。15 天后改用咳喘灵冲剂口服，1 个月后咳嗽痊愈，体质明显改善。

参考文献

[1] 杜宝荣，周淼．血府逐瘀汤加减治疗老年慢性支气管炎临床研究［J］．河南中医学院学报，2004，19（5）：27-28.

[2] 田维君．慢性支气管炎的中医辨证论治［J］．武警医学院学报，2003，12（6）：459-460.

第六节
高树迎主任辨治糖尿病合并银屑病经验总结

◎ 田象菊　高树迎

糖尿病是一种慢性、复杂性、代谢性疾病，其发生发展与遗传因素、免疫因素、胰岛素抵抗、炎症因子、环境因素等密切相关。银屑病是一种遗传与环境共同作用诱发的免疫介导的慢性、复发性、炎症性、系统性疾病。现代研究表明银屑病与肥胖、代谢综合征、心血管疾病、自身免疫性疾病等多种疾病相关，称为银屑病共病。近年来随着对糖尿病和银屑病不断深入研究发现，两者之间存在着相关性，且发病率逐年升高。银屑病加重 2 型糖尿病患者胰岛素抵抗状态[1]，而糖尿病诱导的系统炎症反过来加剧局部皮肤炎症。有学者指出两者因基因和表观遗传变化、炎症、异常环境和胰岛素抵抗等共同的病理机制导致疾病，这些共存的机制以恶性循环的形式导致细胞和组织的损伤，最终驱动疾病[2]。糖尿病合并银屑病不但危害人们身心健康，且会给患者的正常生活带来严重影响。目前糖尿病合并银屑病的治疗，在控糖的同时，兼顾银屑病的治疗。降糖药物二甲双胍、GLP-1RA、噻唑烷二酮类等均在一定程度上缓解银屑病的症状，或者降糖的同时联用免疫抑制剂、非特异性抗炎药对症治疗，或者联合以 TNF-a 抑制剂为代表的生物制剂。但患者仍面临停药复发、药物失效等多重原因导致的疾病迁延反复的临床结局。

高树迎主任医师从事中医临床工作 40 余年，临床善于运用中医药治疗各种皮肤病、妇儿科疾病及内伤杂病。特别是诊治银屑病方面，积累丰富经验，临床效果显著。笔者有幸跟师，现将高主任治疗糖尿病合并银屑病经验总结如下。

一、阴精亏耗为发病之根本

高主任指出，糖尿病合并银屑病发病的根本原因为阴精亏虚。阴精亏虚分为先天禀受不足和后天失于滋养 2 种情况。徐灵胎在《医学源流论》中指出："精藏于肾……有长存者，有日生者。肾中有藏精之处，充满不缺，如井中之水，日夜充盈，此长存者也。"长存之精，乃《灵枢 · 本神》所言："生之来，谓之精"，禀受于父母，与生俱来，对生长发育起到推动和调节作用，也是遗传的物质基础，为"先天之本"。而日生之精，有赖于长存先天之精的推动，同时依赖后天水谷精微与君火、心神的滋养温煦。阴精按其作用，分为欲动交媾所出之精与滋养濡润脏腑肢体百骸的后天之精，后天之精的生成输布依赖脾胃的运化功能。饮食入于胃，经胃的受纳、腐熟，脾的转运输送，将精微物质转输至全身各个脏腑组织。所以，脾肾在阴精贮藏、生成过程中起关键作用。禀受于父母的先天之精是生命的原始物质，《灵枢 · 经脉》："人始生，先成精，精成而脑髓生。骨为干，脉为营，筋为刚，肉为墙，皮肤坚而毛发长。"皮肤毛发因精成而生。现代医学研究已经证明糖尿病和银屑病的发病均和遗传因素关系密切。邹佳华等[3]对 4609 例银屑病患者的中医体质分布研究发现，气虚质、阴虚质及气郁质是银屑病患者的主要偏颇体质类型以及可能诱发其发病的危险因素。

在先天之精的推动下，肺吸纳自然界的清气、脾胃腐熟运化水谷精气，后天精微得到不断的生成与输布，与先天精微共同为人体脏腑功能的正常运行提供物质基础。其中脾胃运化水谷精微的能力在糖尿病的发生、发展过程中至关重要，高主任指出，先天脾胃功能不足或者后天饮食失节、疾病消耗等原因，致糖、蛋白质、脂肪、微量元素等精微物质无法被运输到四肢百骸转化为人体必需的气，而致精微物质转变为痰、湿、热、瘀等病理产物壅聚体内，最终机体失养，变症丛生。

阴精、阴血的亏耗，是此病发生的根本原因。明代名医陈实功《外科正宗》云："内之症或不及其外，外之症则必根于其内也。"阴精不足，内不能灌养脏腑，外不能濡润肌肤腠理。先天禀赋不足，阴精亏虚，或后天失于调摄，阴精失于补养或者耗损太过，终致阴精亏耗，机体失于濡养。在内脏腑失养，引起糖尿病各种并发症，在外肌肤腠理失于濡养，皮憔干枯。

二、火热之邪为发病之关键

糖尿病属于"消瘅、脾瘅、消渴"范畴，《说文解字》谓："瘅，劳病也。"《灵枢·五变》："五脏皆柔弱者，善病消瘅。"仝小林院士[4]按照病程，将糖尿病分为脾瘅、消瘅和消渴。糖尿病前期和早期属于脾瘅和消瘅的阶段，肥胖型患者归于"脾瘅"，过食肥甘厚味，早期胃强脾亦强，肥胖健壮，久之胃纳强而脾运相对不足，脾不能及时、完全的运化输布精微，郁于中而生痰化热。消瘦型患者先天不足，"五脏皆柔弱者"，脏腑功能低下，水谷郁积中焦化热，脾虚胃热。化热是脾瘅和消瘅形成的关键因素，脾瘅多为实热，消瘅多为虚热。《丹溪心法》曰："欲知其内者，当以观乎外；诊于外者，斯以知其内。盖有诸内者，必形诸外。"

高主任根据多年临诊经验，将糖尿病合并银屑病患者按体型分为肥胖型和消瘦型进行辨治。消瘦型患者多素体阴精亏耗，阴虚内热，血热血燥。肥胖型患者多中焦壅滞，生热化痰，痰湿热胶着，病久损及机体的气阴精津。此病早期病变以实热为主。火热之邪为内生邪气，从脏腑辨证角度涉及脾、胃、心、肾，表现为口干咽燥多饮、消谷善饥、皮疹鲜红、脱屑瘙痒、舌红苔黄或苔少而干。分析病因：一者胃纳肥甘，脾运不及，郁而化热；或阴精不足，心火独旺，“诸痛痒疮，皆属于心”；或情志不遂，气机壅塞不通，“五志皆能化火”。疾病后期，阴伤气耗，阴精、阴津、阴血损耗，虚火内生，致火热之邪煎灼津液、伏于营血。更多的患者表现为“阴火”，正如《素问·调经论》言：“有所劳倦，形气衰少，谷气不盛，上焦不行，下脘不通，胃气热，热气熏胸中，故内热。”临床表现为倦怠乏力、皮肤干燥，皮损暗红，皮屑白厚等。治疗上需要清热凉血、泻火热之邪的同时，需兼顾益气养阴、养血和血。

银屑病在中医文献中属于“白疕、松皮癣、干癣”等范畴。《医宗金鉴·外科心法要诀》载“形如疹疥，色白而痒多不快，固由风邪客皮肤，亦由血燥难荣外”。历代医家认为血热燥邪是银屑病发病的关键因素。高主任指出内燥邪气是火热之邪在人体产生的病理反应的结果，是火热邪气延续的病理产物。

从卫气营血辨证角度，此病不同于外感温病。此病发生病邪由内及外，从气分或血分开始，最终累及卫分。先有糖尿病后合并银屑病，火热之邪多发于气分，因诊治不及时，病程迁延，火热邪气入内延及血分。银屑病合并糖尿病，则火热之邪多发于血分，多为伏邪发病。现代研究表明，炎症反应在疾病发生发展过程中起着重要作用。从微观角度辨证，TNF-a、IL4b、IL-21、IL-23 等炎症因子过度释放、炎症通路过度激活、胰岛素抵抗、炎症小体被激活、细胞焦亡等炎症反应，符合中医学火邪炎上、伤津耗气、生风动血、易致疮疡的特点，血热证是对机体炎症网络状态的概括。现代名老中医赵炳南认为血热是银屑病发病的主要原因[5]。患者最终病理变化皆归于阴精亏耗，内热、痰湿、瘀血等病理产物内生，代谢方面表现为高血糖、高血脂、高尿酸等。

三、清热凉血解毒为治疗之大法

清热凉血法是以寒凉性质的方药清除血分热毒的一种疗法。属于中医八法的清法。高主任指出，中医药对疾病干预，以“证”做阶段性划分，每个“证”的治疗，又分为标、本2个方面。“标”“本”本来就是一个相对概念，所以治标和治本不是对立的，是相互参照、相互依存的，根据临床实际情况，权重于标或本，体现在治法上，以祛邪或补益为主。以药物寒热温凉和机体阴阳消长之间权衡以获得动态平衡的过程即为医治疾病的过程。清热凉血解毒法，包括解毒以针对疾病的标，炎症通路的过度激活、炎症因子的释放，是火热毒邪致病，当清热解毒以治标。凉血法是给机体造态，祛邪的同时诱导机体形成稳态，减少和降低新发的炎症反应。清热凉血解毒法是治疗糖尿病合并银屑病的基本方法，应当贯穿治疗的始终。王菲菲等[6]指出通过清热凉血可激活银屑病患者 CD^4+T 细胞表面 CD155/TIGIT 信号通路，抑制细胞功能，从而影响 T 细胞增殖及相关细胞因子的分泌，发挥治疗血热型银屑病的作用。

四、分阶段论治是治疗之手段

糖尿病合并银屑病是慢性疾病，病程长，病情迁延反复。治疗上，高主任主张分期论治，初期、进展期清热凉血解毒为主，中后期、稳定期养血通络，辅以清热，清热凉血贯穿治疗的始终。

（一）初期宜清热凉血解毒

银屑病初期，以热邪壅滞血络，燔灼营血，可见皮损颜色鲜红、浸润、鳞屑多，新皮疹不断出现，伴有瘙痒难忍、咽喉肿痛、心烦易怒、口干舌燥、大便干结、小便黄赤等症状，舌质红，苔黄腻，脉弦滑数。“入血就恐耗血动血，直须凉血散血”，治宜清热凉血，祛风解毒，以犀角地黄汤加减。常用药物：生地黄、玄参、水牛角、赤芍、牡丹皮、忍冬藤、板蓝根、苦参、白鲜皮、刺蒺藜、薏苡仁、马齿苋等。水牛角、生地黄清热凉血滋阴；玄参滋阴降火解毒；赤芍、牡丹皮清热凉血、活血散瘀；忍冬藤、板蓝根、苦参清热解毒通络；白鲜皮、刺蒺藜、薏苡仁、马齿苋清热燥湿止痒对症治疗。药味以苦淡为主，禁用辛散，药物以根茎为主，少用花叶，防止皮损的扩散。

（二）迁延期宜养血活血通络

银屑病延绵不愈，热毒伤津耗血，血瘀阻络，皮疹基底暗红或浅淡，鳞屑色白干燥，皮损肥厚浸润，似皮革状或苔藓样变，舌质紫暗，可见瘀斑或瘀点，脉涩或沉缓。病久兼瘀，血瘀既是此病变发展过程中形成的病理产物，也是致病因素。疾病后期血热、血虚、血瘀相互交结，热瘀互结、气滞血瘀致鳞屑肥厚。高主任强调中后期以养血活血通络为主，佐以清热凉血解毒，热象不显需兼顾益气养阴。处方以四物汤加减，药用生、熟地黄、白芍、当归、乌梢蛇、首乌藤养血和血通络；忍冬藤、板蓝根、白鲜皮、刺蒺藜、苦参清热解毒止痒；夏枯草软坚散结。

（三）恢复期宜益气养阴以固本

通过中医药积极治疗，银屑病症状得到控制，皮损极少或者完全消退，或者降糖的同时联用免疫抑制剂、生物制剂等，银屑病症状缓解，治疗的重点为瘥后防复，治疗原则以益气养阴、健脾滋肾为主，结合实际情况兼顾利湿、逐饮、化痰、祛瘀等治法。《脾胃论》指出“气少则津液不行”。处方以参芪麦味地黄汤或七味白术散加减，常加用赤芍、白芍、当归、首乌藤等养血活血之品，慎用温补。

高主任指出热、瘀、痰、湿是糖尿病和银屑病共同的病理产物，治疗上主要从血热、血燥、血瘀、痰浊辨治。此病发病的基础是素体阴血亏虚，发病的关键是血分有热。在外感六淫虫毒、嗜食辛辣腥膻、情志不遂郁而化火等因素作用下，内蕴血热毒邪外溢于肌肤而发病。此病常迁延难愈，治疗周期长，服药较杂乱，不规律，临诊需要根据具体临床表现分期、辨证治疗，炎症损害、免疫反应是此病的特点，治疗以清热凉血贯穿始终，辨证加用养阴益气、活血化瘀、养血通络、利湿化痰等药物组方，可有效缓解银屑病皮疹症状，减少复发率，改善血糖。

参考文献

[1] WEN S, LIU C Y, LI Y Y, et al. Psoriasis exacerbates the state of insulin resistance in patients with type 2 diabetes [J]. Diabetes Metab Syndr Obesi, 2021, 14 (5):

2389–2397.

［2］ABRAMCZYK R，QUELLER J N，RACHFAL A W，et al. Diabetes and psoriasis：Different sides of the same prism［J］. Diabetes Metabo Syndr Obes，2020，13（1）：3571–3577.

［3］邹佳华，龚丽萍，黄港，等．中医体质类型与银屑病相关性 Meta 分析［J］．河南中医，2021，41（12）：1863–1867.

［4］全小林．糖络病学［M］．北京：中国中医药出版社，2020：2–8.

［5］北京中医医院．赵炳南临床经验集［M］．北京：人民卫生出版社，2006：269–274.

［6］王菲菲，孙丽蕴，王磊，等．清热凉血方干预 CD 155/TIGIT 信号通路调节 CD^{4}+T 细胞治疗血热型银屑病的机制研究［J］．辽宁中医药大学学报，2022，24（10）：30–34.